Uli Zeller

Menschen mit Demenz begleiten

Uli Zeller

MENSCHEN MIT
DEMENZ
begleiten
ohne sich zu überfordern

**Ein Ratgeber
für Angehörige**

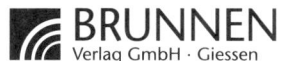
BRUNNEN
Verlag GmbH · Giessen

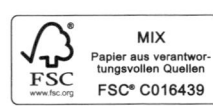

© 2016 Brunnen Verlag Gießen
Lektorat: Eva-Maria Busch
Umschlagfoto: Pressmaster/shutterstock
Umschlaggestaltung: Daniela Sprenger
Satz: DTP Brunnen
Druck: Hubert & Co., Göttingen
ISBN Buch 978-3-7655-2062-4
ISBN E-Book 978-3-7655-7447-4

www.brunnen-verlag.de

Inhalt

Vielen Dank!

Ohne die Hilfe vieler Menschen wäre dieses Buch nicht zustande gekommen. Dafür sage ich Danke.

Ich bedanke mich bei den Leitern, Kolleginnen und Kollegen in den Kliniken und Altenheimen, in denen ich bisher tätig war: Dies ist das Evangelische Altenheim Singen (heute „Haus am Hohentwiel"), das Kreiskrankenhaus Donaueschingen (heute „Kreisklinikum Schwarzwald-Baar"), das ZEDAKAH Altenheim Beth-Elieser für Holocaust-Überlebende in Maalot (Israel), das Psychiatriezentrum Breitenau Schaffhausen (heute Teil der Spitäler Schaffhausen) (Schweiz), das Alterswohnheim Thayngen (Schweiz) – und die AWO-Seniorenfamilien des Emil-Sräga-Hauses in Singen. Außerdem bedanke ich mich bei Gabriele Glocker vom kommunalen Seniorenbüro der Stadt Singen für Ihre wertvollen Ratschläge und fürs Korrekturlesen des ersten und letzten Kapitels dieses Ratgebers.

Herzlich danke ich meiner Mutter Irmgard Zeller, die mich in den Bibelkreis-Kleingruppen im Emil-Sräga-Haus als ehrenamtliche Helferin tatkräftig unterstützt.

Dieses Buch ist aus mehreren Vorträgen und Seminaren entstanden, die ich zu Themen gehalten habe wie „Umgang mit Demenz" oder „Demenz und Glaube". Ein herzliches Dankeschön an alle meine Zuhörer, teilnehmenden Studenten und Angehörige von Menschen mit Demenz für ihre vielen wichtigen Impulse, die in dieses Buch eingeflossen sind. Vielen Dank auch an meine Dozenten an den Theologischen Seminaren St. Chrischona und Adelshofen.

Vor allem bin ich den dementen Menschen dankbar, mit denen ich bisher zu tun hatte. Sie können diese Zeilen nicht mehr verstehen. Aber sie helfen mir, die Welt mit neuen Augen zu sehen.

Drei Anmerkungen

- In diesem Ratgeber finden sich viele Beispiele aus der Praxis. Die meisten davon habe ich selber erlebt. Manche Beispiele stammen aus der Erfahrung anderer. Die Episoden wurden so weit verfremdet, dass keine Rückschlüsse auf Betroffene mehr möglich sind. Auch die Namen wurden verändert.
- Ich spreche unsere Bewohner im Altenheim grundsätzlich per Sie und mit Nachnamen an: „Guten Morgen, Frau Löschmann." – „Wie geht es Ihnen, Herr Wagner?" Dieser Ratgeber ist aber vor allem für Angehörige geschrieben. Daher beschreibe ich die Praxisbeispiele so, wie wenn ich die Bewohner mit Vornamen ansprechen würde.
- Dies ist ein Ratgeber aus christlicher Sicht. Ich habe ihn für Demenzbegleiter geschrieben, denen der Glaube selbst viel bedeutet. Aber auch wenn das nicht der Fall ist, hilft Ihnen das Buch bei der Betreuung dementer Angehöriger, die in der christlichen Tradition verwurzelt sind.

Ansichtssache: Halb voll oder halb leer?

Viele Angehörige und Freunde von Menschen mit Demenz sind überfordert. Das ist auch kein Wunder. Schließlich kennen sie den Betroffenen schon lange. Vielleicht geht es sogar um die eigene Mutter oder den Vater, zu dem man stets aufgeschaut hat. Und nun kann die betroffene Person so vieles nicht mehr. Sie bringt Abläufe durcheinander. Oder sie zieht mehrere Blusen übereinander an und vergisst, Socken anzuziehen. Vielleicht kann sie sich nicht einmal mehr an die Namen der Familienmitglieder erinnern.

Sie als Angehörige sehen die demente Person, wie sie jetzt ist. Und Sie vergleichen sie mit dem, was sie einmal war. Das Ergebnis ist zwangsläufig frustrierend: Der demente Walter steht mit zerzausten Haaren vor Ihnen. Er sträubt sich dagegen, gewaschen zu werden. An den gepflegten Handelsvertreter, der er früher einmal war, erinnert nichts mehr. Oder die nette Amalie von nebenan: Früher hat sie stets freundlich gegrüßt. Jetzt schaut sie zur Seite. Der begeisterte Fußballspieler Rudolf weiß nicht mehr, was all die Pokale bedeuten, die in seinem Regal stehen.

Menschen mit Demenz wirken wie ein Schatten ihrer früheren Persönlichkeit. Sie kommen einem vor, als würden sie sich selbst karikieren. Das ist sehr traurig; besonders dann, wenn Sie diesen Schatten mit der Person, wie sie früher war, vergleichen. Die Karikatur kann mit dem Wesen von früher nicht mithalten. Kurz gesagt: Wenn jemand seinen dementen Angehörigen beschreibt, hört es sich häufig an, als ob er von einem halb leeren statt einem halb vollen Glas spricht.

Eines Tages lernte ich den Ehepartner einer Frau mit Demenz kennen. Und diese Begegnung war für mich ein Schlüsselerlebnis. Fritz stand mir gegenüber, auf seinen Spazierstock gestützt und mit einem breiten Grinsen im Gesicht. Neun lange Jahre hatte er seine Frau gepflegt.

Ich fragte ihn: „Wie sind Sie als Partner damit fertiggeworden? Waren Sie nicht zwangsläufig frustriert?"

Einen Augenblick lang grinste Fritz nicht mehr. Dann erklärte er: „Anfangs ja. Da war ich frustriert und fühlte mich überlastet. Aber dann habe ich beschlossen: Ich will jetzt nicht mehr den Verfall sehen. Ab heute lerne ich einen neuen Menschen kennen. Einen Menschen mit anderen Charaktereigenschaften und einer neuen Persönlichkeit. Diese Entscheidung habe ich neun Jahre lang getroffen. Tag für Tag."

Ich bin bis heute von Fritz beeindruckt. Denn ich selbst habe ja nur beruflich mit Menschen mit Demenz zu tun. Am eigenen Leib habe ich nie erlebt, wie es ist, einen dementen Angehörigen zu versorgen und dabei womöglich noch im gleichen Haushalt zu leben. Ich weiß nicht, wie es sich anfühlt, wenn die eigene Mutter einen nicht mehr mit Namen kennt. Mit den Betroffenen komme ich häufig erst dann in Kontakt, wenn sie schon dement sind.

> Ich habe beschlossen: Ab heute lerne ich einen neuen Menschen kennen.

Emmi etwa kam nach einem Sturz ins Krankenhaus. Schenkelhalsfraktur. Sie war überfordert, als sie von Untersuchung zu Untersuchung gebracht wurde. Danach wurde sie ins Altenheim überwiesen. Auch hier machte ihr das neue Umfeld zu schaffen. Sie stand häufig nachts auf und huschte durch die Gänge.

Durch meine berufliche Beziehung zu den Betroffenen habe ich den Vorteil, dass ich wirklich neue Menschen kennenlerne – und den Menschen nicht mit früher vergleichen muss. Wir fangen im Altenheim bei null an. Die Erfahrung von Fritz gebe ich darum gerne an Angehörige weiter. Vielleicht wollen Sie mal versuchen, es so zu machen wie er: Lassen Sie sich darauf ein, einen neuen Menschen kennenzulernen. Eine neue Person mit einer anderen Persönlichkeit. Ein Gegenüber, das in einem neuen Rhythmus lebt und die Welt auf eine andere Art beschreibt. Verlieren können Sie nichts. Vergleichen ist die Wurzel allen Übels. Nicht nur das Vergleichen mit anderen Menschen – auch wenn man einen dementen Menschen mit dem vergleicht, was er früher war.

Teil 1

Häufige Fragen über Demenz

Wenn in einer Familie die Diagnose „Demenz" gestellt wird, tauchen viele Fragen auf. Das weiß ich aus meinen Begegnungen mit betroffenen Angehörigen. Häufig geht es bei diesen Fragen um folgende Themen:

- Wie kann ich mir eine Demenz vorstellen?
- Sind Demenz und Alzheimer das Gleiche?
- Wie kann ich einer Demenz vorbeugen und wie erkenne ich eine Demenz?

Ausführliche Antworten finden Sie auf verschiedenen Internetseiten, etwa:
www.alzheimer-forschung.de (Alzheimer Forschung Initiative e.V.)
www.wegweiser-demenz.de (Bundesministerium für Familie, Senioren, Frauen und Jugend)
www.deutsche-alzheimer.de (Deutsche Alzheimer Gesellschaft e.V., Selbsthilfe Demenz)
www.alz.ch (Schweizerische Alzheimervereinigung)
    Auf diesen Seiten finden Sie auch weitere hilfreiche Informationen.

In meiner Kolumne „Uli & die Demenz" auf www.die-pflegebibel.de finden Sie alle zwei Wochen weitere praktische Tipps und Gedanken rund ums Thema Demenz. Sie können die einzelnen Kolumnen dort nicht nur lesen und weiterempfehlen, sondern auch Ihre konkreten Fragen eingeben. Zu Ihren persönlichen Fragen kann ich vielleicht gelegentlich eine eigene Kolumne schreiben. Hier ist kein Platz, detailliert auf diese Fragen einzugehen. Ergänzend zu den Literaturhinweisen möchte ich die oben genannten drei Fragen mit einigen praktischen Beispielen beantworten.

Wie kann ich mir eine Demenz vorstellen?

Amelie weiß nicht mehr, was sie vor einer Stunde gegessen hat. Und das, obwohl es ihr Lieblingsgericht war: Kaiserschmarren. Aber sie kann sich noch daran erinnern, dass sie am Tag ihrer Einschulung – vor über 80 Jahren – rote Strümpfe anhatte. Wie ist das möglich?

Früher Erworbenes bleibt länger erhalten. Später Gelerntes wird schneller fortgefegt.

Stellen Sie sich einen Stapel Geldscheine vor. Wie auf einem Stapel häufen sich unsere erworbenen Schätze an: Fähigkeiten, Erlebnisse, Bilder, Begegnungen und Beziehungen türmen sich auf. Von unten nach oben. Unten liegen Scheine aus der frühesten Kindheit: Erfahrungen als Kleinkind mit den Eltern. Obendrauf liegt die Muttersprache. Das Schulwissen stapelt sich weiter oben. Dann folgen: Eine Fremdsprache. Kenntnisse aus dem Beruf. Person und Namen des Ehepartners. Dann die Kinder. Obendrauf die Enkel. Der Stapel mit den erworbenen Scheinen wird im Laufe des Lebens immer höher.

Was passiert nun, wenn ein Mensch dement wird? Eine Demenz fegt wie ein Wirbelwind über diesen Stapel hinweg. Er räumt die Scheine ab. Von oben nach unten. Früher Erworbenes bleibt länger erhalten. Später Gelerntes wird schneller fortgefegt.

Zwei Beispiele:
Gisela hatte eben Besuch von ihrem Sohn. Die Türklinke ist noch warm von seiner Hand. Der Geruch seines Rasierwassers hängt noch in der Luft. Frage ich Gisela, ob ihr Sohn heute da war, antwortet sie im Brustton tiefster Überzeugung: „Nein." Sie kann jedoch noch detailliert be-

schreiben, wie die Fensterläden des Hauses aussahen, in dem sie aufgewachsen ist.

Wilhelmine ist in einem Dorf am Kaiserstuhl aufgewachsen. Als Kind redete sie einen urigen alemannischen Dialekt. Danach hat sie studiert. Sie wurde Lehrerin und unterrichtete an einem anderen Ort. Als Erwachsene hat sie nur noch hochdeutsch geredet. Wilhelmine hat später drei Kinder bekommen. Von frühester Kindheit an hat sie mit ihnen nur hochdeutsch gesprochen. Die Kinder – heute zwischen 55 und 65 Jahre alt – können sich nicht erinnern, dass die Mutter jemals ein Wort im Dialekt geredet hat.

Dann wurde Wilhelmine dement. Der Wind fegte über ihre Scheine hinweg. Und irgendwann waren ihre hochdeutschen Sprachkenntnisse fortgeweht. Mit beinahe neunzig Jahren begann sie wieder den Dialekt ihrer Kindheit zu sprechen. Das war für die Kinder verblüffend – denn sie kannten diesen Dialekt gar nicht. Erst mithilfe einer Freundin aus Kindertagen konnte einiges von Wilhelmines Sätzen und Wendungen auf Hochdeutsch übersetzt werden.

Sind Demenz und Alzheimer das Gleiche?

Demenz verhält sich zu Alzheimer wie Europa zu Deutschland. Demenz ist der Überbegriff, ein ganzer Kontinent. Alzheimer ist ein Land davon – eine Form der Demenz. Die Größenverhältnisse stimmen allerdings nicht. Alzheimer als häufigste Form von Demenz wäre auf einer Europakarte wesentlich größer als Deutschland. Der „Kontinent" Demenz kann in drei Gruppen („Länder") unterteilt werden:

Demenz verhält sich zu Alzheimer wie Europa zu Deutschland.

1. Bei Alzheimer und verwandten Formen steht der Abbau des Hirngewebes im Vordergrund.

2. Manche Demenzen entstehen durch verschlossene Blutgefäße (soge-
nannte „vaskuläre" Demenzen). Im Volksmund sagt man oft salopp:
„Der Opa ist verkalkt."

3. Es gibt auch Demenzen, die auf eine erste andere Erkrankung zurück-
zuführen sind.

Sie können Ihren Hausarzt fragen, welche Form einer Demenz vor-
liegt. Ist etwa eine zugrunde liegende andere Krankheit bekannt, kann
diese behandelt werden. Dadurch lässt sich der Verlauf einer Demenz
vielleicht verlangsamen. Außerdem kann der Arzt gezielt Medikamente
einsetzen – um die Demenz zu verzögern oder die Begleiterscheinungen
zu behandeln.

Wie kann ich einer Demenz vorbeugen und wie erkenne ich eine Demenz?

Einer Demenz können Sie vorbeugen, indem Sie sich geistig fit halten,
Beziehungen pflegen, sich gesund ernähren und Sport treiben. Das ist
zwar keine Garantie, nicht dement zu werden – aber die Wahrschein-
lichkeit ist höher.

Geistige Betätigung

Hilfreich ist, sich für sein Umfeld zu interessieren, Bücher und Zeitun-
gen zu lesen, Hobbys zu pflegen. Wer etwa ein Musikinstrument spielt,
schult damit Motorik, Gehör und Konzentration. Beim Tanzen von
Standardtänzen trainiert man den Körper und fördert Kommunikation,
Gehör und Gleichgewicht. Durch gezieltes Gedächtnistraining lässt sich
eine Demenz verzögern.

Einen hilfreichen Ratgeber über Gedächtnistraining hat Roland R.
Geisselhardt geschrieben. Sie finden ihn im Literaturverzeichnis. Glück

und Freude durch kreative Beschäftigung schiebt eine beginnende Demenz weit fort. Eher schädlich ist es, passiv zu sein – etwa mit hohem Fernsehkonsum.

Christen, die sich für die Bibel interessieren, können Bibelverse auswendig lernen. Vielleicht sogar mit der Stellenangabe. Das ist eine gute Vernetzung zwischen Zahlen und Worten. Dadurch aktivieren Sie verschiedene Regionen im Gehirn. Und Sie steigern so die Allgemeinbildung. Wer sich in der Bibel schon etwas auskennt, für den vernetzt sich dabei sogar noch der Bibelvers mit seinem bisherigen Bibelwissen über das jeweilige biblische Buch.

Wer ein Musikinstrument spielt, schult damit Motorik, Gehör und Konzentration.

Weitere Tipps: Sie können viel singen oder Brett- und Gesellschaftsspiele spielen. Am besten tun Sie dies gemeinsam mit anderen Menschen.

Soziale Kontakte

Auch wer Zeit mit anderen Menschen verbringt und sich auf ein Gegenüber einstellt, beugt einer Demenz aktiv vor. Eine Frau fragte: „Soll ich mir jetzt extra einen Lebenspartner suchen, damit ich keine Demenz bekomme?" Nein, natürlich nicht. Aber es steht nirgends geschrieben, dass ältere Menschen alleine leben müssen und keine Kontakte mehr pflegen dürfen.

Die ideale Lösung wäre, nicht allein zu leben, beispielsweise mit den Kindern zusammenzuziehen. Oder eine Wohngemeinschaft mit anderen Menschen zu gründen – zusammen mit anderen Senioren oder generationsübergreifend. Solche Wohngemeinschaften haben positive Effekte für alle Beteiligten.

Manchmal ist es nicht möglich, mit anderen Menschen in eine Wohnung zu ziehen. Dann brauchen Sie nicht daran zu verbittern, wenn Sie alleine leben. Sie können sich trotzdem bewusst auf andere Menschen

einstellen: Sich zu Ausflügen verabreden. Zusammen einen Schreber-
garten anlegen. Gemeinsam kochen und essen. Kaffeerunden genießen.
Zusammen zum Sport gehen.

Ein gesunder Lebensstil

Natürlich ist grundsätzlich ein gesunder Lebensstil hilfreich: Wer sich
gesund ernährt, genügend trinkt und sich ausreichend bewegt, tut sich
schon den größten Gefallen. Alkohol sollte nur in kleinen Mengen
konsumiert werden. Blutgefäße bleiben geschmeidiger, wenn Sie nicht
rauchen und sich salzarm ernähren. Eine Diabeteserkrankung sollte gut
eingestellt werden. Wer es dann noch schafft, sein Übergewicht zu redu-
zieren, ist auf einem guten Weg.

Ein gutes Beispiel:

Im Schwimmbad begegne ich häufig einem Rentner. Er zieht dort seine
Bahnen. Eines Tages hat er mir erzählt, wie er dabei vorgeht: Er zählt
die Längen, die er zurücklegt. Sind es nun 30 oder 40 Längen? Dann
rechnet er aus, wie viele Kilometer das ergibt. Wenn er wieder zu Hause
ist, steckt er auf einer Landkarte mit Stecknadeln die Strecke ab, die er
zum Beispiel im Rhein geschwommen wäre. Anschließend liest er in
Reiseführern in der Bibliothek nach, was es in den jeweiligen Orten und
Städten zu sehen gibt. Den Rhein hat er übrigens schon längst geschafft.
Neulich schmunzelte er, als er mir erklärte: „Jetzt komme ich schon bald
in Moskau an.“

Nach dem Gespräch mit diesem Rentner dachte ich: Das ist eine gute
Demenz-Vorbeugung, denn da ist fast alles dabei: Sport, Rechnen, sozi-
ale Kontakte im Schwimmbad und in der Bibliothek – und die Bereit-
schaft, Neues zu lernen.

Schwimmen ist nun nicht jedermanns Lieblingssport. Nicht jeder
interessiert sich für Flüsse und Erdkunde. Aber Sie können dieses Bei-
spiel auf Ihre eigenen Vorlieben und Hobbys übertragen. Sie können

sich über ein bestimmtes Land informieren. Wer gerne schreibt, kann Leserbriefe an die Zeitung schicken. Oder Sie bauen Kontakt zu Flüchtlingen auf – bringen ihnen unsere Sprache bei und lernen selbst einige Wendungen aus ihrer Sprache.

Die andere Teilfrage lautet: *Wie kann ich eine Demenz erkennen?* Wenn Sie unsicher sind, empfehle ich auf jeden Fall, den Hausarzt einzubeziehen. Er kann den Betroffenen zu einem Facharzt überweisen. Mit entsprechenden Tests kann dieser eine Demenz ausschließen oder diagnostizieren – und gangbare Wege aufzeigen.

Zur ersten Orientierung empfehle ich das Buch „Hilfe, ich werde vergesslich. Was Sie für Ihr Gedächtnis tun können und wie man eine Demenz erkennt" von Britta Wiegele und Sophia Poulaki. In diesem Buch werden in einem Kapitel auch fernöstliche Methoden wie Yoga empfohlen. Ich rate stattdessen lieber dazu, klassische Gymnastikübungen – am besten an der frischen Luft – zu machen.

Ein angenehmer „Fall" werden.

Hauptrisikofaktor für eine Demenz ist das Alter. Ein etwas sarkastischer Spruch heißt: Jeder Mensch wird dement – er muss nur alt genug werden. Bei einem Seminar hat mich eine Frau tatsächlich gefragt: „Was kann ich tun, damit ich später einmal ein angenehmer Demenzfall werde?"

Ähnlich wie bei der Vorbeugung einer Demenz gilt auch hier: Ein angenehmes Wesen entwickeln Sie, wenn Sie in Beziehungen leben. Leichter zu pflegen wird auch – im wörtlichen Sinne –, wer sein Übergewicht reduziert.

Sie sind mehr als ein Fall!

Jeder Mensch ist einzigartig. Von Gott wunderbar gemacht. Daher kann es jeder Mensch als seine Aufgabe betrachten, aus seinem Leben ein Kunstwerk zu machen. Zur Ehre dieses Gottes. Mir tun die Menschen leid, die nicht an Gott glauben können. Sie müssen sich ihr Lebenskunstwerk ganz aus sich selbst heraus gestalten. Ich glaube, das Beste was ein Mensch aus seinem Leben machen kann, ist: das Potenzial zu erkennen, das Gott in sein Leben gelegt hat, und dadurch zu einer reifen Persönlichkeit zu werden. Ein solcher Mensch wird auch eine Demenz besser annehmen können.

Krisen als Chancen sehen

Nicht alles im Leben läuft glatt. Vieles kommt ganz anders, als man sich das erträumt hat. Immer wieder stürzt man im Leben. Daran können Sie verzweifeln und liegen bleiben. Oder aufstehen und weitergehen. Und Sie können die Chancen wahrnehmen, die damit verbunden sind, dass es anders gekommen ist.

Eine Frau mit Demenz konnte durch Worte nicht mehr zum Ausdruck bringen, was sie empfindet. Aber immer, wenn bei ihr wieder etwas schiefgelaufen war, lachte sie. Schallend. Aus tiefstem Herzen. Diese Frau hat allen Freude bereitet, die sie gepflegt haben. Wahrscheinlich hat sie selbst am meisten von ihrer Lebensfreude profitiert. Ich bin mir sicher, dass sie diese Fähigkeit bereits in früheren Lebensjahren eingeübt hat.

Hilfe annehmen

Ein für andere angenehmer Mensch hat kein Problem damit, wenn ihm jemand hilft. Haben Sie schon einmal jemandem etwas geschenkt, der es nicht annehmen konnte? Es gibt Menschen, die dann gleich denken: Das ist mir aber peinlich! Oder sie betonen umgehend: „Ach nein. Das wäre doch nicht nötig gewesen!" Und bei der nächsten Gelegenheit revanchieren Sie sich und schenken einem etwas zurück.

Es macht keinen Spaß, solche Menschen zu beschenken. Beim nächsten Mal verzichte ich lieber darauf. Freude kommt dagegen auf, wenn der Beschenkte strahlt und sagt: „Danke. Das freut mich. Schön, dass du an mich gedacht hast."

Ähnlich ist es bei Menschen mit Demenz. Wenn ein dementer Mensch Hilfe annehmen kann und man sie ihm nicht aufdrängen muss, ist jeder Pflege- und Betreuungskraft geholfen. Wer ein angenehmer dementer Mensch werden will, kann sich darin üben, Geschenke freudig anzunehmen.

Dankbar werden

Wer für sein Leben dankbar ist, strahlt positiv in seine Umgebung aus. Das ist schon in gesunden Tagen so, aber erst recht in einer Demenz.

Jeder Mensch hat Grund zum Danken. Wenn Sie sich einmal hinsetzen und aufschreiben, wofür Sie dankbar sein können, werden Sie sich wundern, wie viele Dinge Ihnen einfallen: die Luft zum Atmen, gute Freunde, ein leckeres Mittagessen, ruhiger Schlaf, ein Dach über dem Kopf …

Liegen Sie abends im Bett, zählen Sie doch einmal zehn Dinge auf, für die Sie heute dankbar sind. Und dann danken Sie Gott dafür. Am nächsten Abend danken Sie für zehn andere Sachen und am Tag darauf wieder für zehn Dinge. Dankbarkeit ist so wichtig!

Zählen Sie zehn Dinge auf, für die Sie heute dankbar sind.

Weitere Buchtipps zur Entfaltung der Persönlichkeit

Hier ist nicht der Platz, ausführlich darauf einzugehen, wie Sie Ihren Charakter weiter entfalten können. Wer seine Persönlichkeit entwickeln möchte, dem seien zwei Bücher empfohlen:

Henry Cloud: „Charakter gefragt". Der Autor entfaltet darin sechs unverzichtbare Eigenschaften für eine starke Persönlichkeit:

- Vertrauen bauen
- Die Wahrheit sehen und suchen
- Zielorientiert leben
- Sich dem Negativen stellen
- Wachstumsorientiert sein
- Über das Hier und Jetzt hinausschauen

Als weiteres Buch zur Persönlichkeitsreifung empfehle ich von Peter Scazzero: Glaubensriesen, Seelenzwerge? Geistliches Wachstum und emotionale Reife. Der Autor betont, dass zwei Faktoren zusammenkommen müssen, die zusammengehören:

- Emotionale Gesundheit (sich und andere selbst einschätzen und dadurch in reifen Beziehungen leben)
- Kontemplative Spiritualität (die geistliche Dimension, die Beziehung zu Gott)

Das Buch zeigt gangbare Wege auf, wie man von einer lebensfeindlichen zu einer heilsamen Spiritualität gelangen kann. Angaben zu beiden Titeln finden Sie in der Literaturliste.

Teil 2

Umgang mit Menschen mit Demenz

Die Demenz schreitet fort. Mehr und mehr Scheine vom Stapel sind bereits verloren gegangen. Sie und Ihr Angehöriger mit Demenz scheinen manchmal in ganz verschiedenen Welten zu leben. Sie sind sich fremd geworden.

Dadurch ergeben sich viele Herausforderungen. Zum Beispiel stellt sich die Frage: Wenn ein dementer Mensch die Welt ganz anders erlebt als ich – wie kann ich gleichzeitig ehrlich und einfühlsam sein? Und: Wie äußert sich eine Demenz in ihrem Verlauf? Wie kann man dem Angehörigen in den verschiedenen Phasen der Demenz am besten begegnen? Wie gehe ich mit Störungen um? Gibt es Ratschläge für eine gelingende Kommunikation? Auf diese Fragen möchte ich in diesem Kapitel eingehen.

Vom Umgang mit der Wahrheit: „Wo ist denn meine Mutter?"

Frieda lebt in einem Altenheim. Sie hat einen Konflikt erlebt: Eine Mitbewohnerin hat mit ihr gestritten. Jetzt wirkt Frieda traurig. Auf einmal fragt sie: „Wo ist denn meine Mutter?" Eine 87-jährige Frau fragt nach ihrer Mutter. Wie soll ich damit umgehen?

Hier prallen zwei Welten zusammen. Die Welt des Menschen mit Demenz: In seiner Welt lebt die Mutter noch. Und die Welt der Betreuerin, die natürlich weiß, dass die Mutter schon längst verstorben ist.

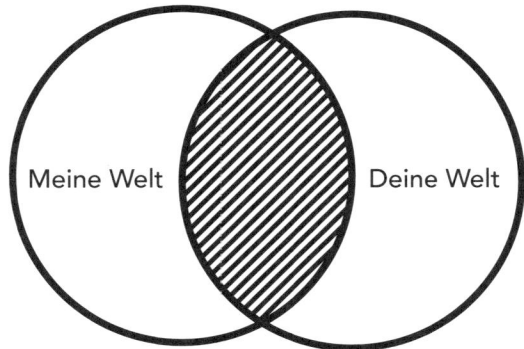

*Menschen mit und ohne Demenz nehmen die Welt häufig unterschiedlich
wahr. Die Kunst im Umgang mit dementen Menschen besteht darin, die
gemeinsame Schnittmenge zu finden: Wie kann ich authentisch sein, ohne
den dementen Menschen vor den Kopf zu stoßen?*

Wie kann man in der oben geschilderten Situation reagieren? Was tun,
wenn Ihre Wahrnehmung mit der Ihres dementen Gegenübers zusam-
menprallt?

Erste Möglichkeit: Man versucht, den dementen Menschen zu über-
zeugen, dass er sich irrt. Er soll doch begreifen, wie die Welt aussieht.
So hat die Betreuerin nach der vorherigen Frage der dementen Frieda
reagiert. Sie sagte zu der dementen Frau: „Überlegen Sie einmal. Sie sind
87 Jahre alt. Wie alt müsste ihre Mutter sein? Ihre Mutter ist doch längst
verstorben." Die betroffene Frau war danach geknickt.

Sehr einfühlsam mag das Vorgehen der Betreuerin nicht gewesen sein.
Sie hat die Bewohnerin vor den Kopf gestoßen. Aber man muss der Be-
treuungskraft zugutehalten: Sie hat die Wahrheit gesagt.

Zweite Möglichkeit: Man tut so, als ob der demente Mensch recht hät-
te. Negativ gesagt: Man gaukelt der Bewohnerin etwas vor. Positiv for-
muliert steigt man völlig in die Welt des dementen Menschen ein. Zum
Beispiel: „Ihre Mutter ist gerade fortgegangen. Aber sie kommt gleich

wieder." Oder: „Ich soll Ihnen einen Gruß von Ihrer Mutter sagen. Sie sagt, es geht ihr gut." Das wird den dementen Menschen ohne Zweifel weniger verletzen. Aber: Es ist gelogen.

Naomi Feil und Vicki de Klerk-Rubin weisen in ihrem grundlegenden Werk „Validation: Ein Weg zum Verständnis verwirrter alter Menschen" auf die Grenzen des Verstandes hin. Sie beschreiben, dass Menschen mit Demenz auf einer tieferen Ebene des Bewusstseins merken, wenn man ihnen die Unwahrheit sagt. Als Folge werden sie der Person, die sie betreut, künftig weniger vertrauen.

Menschen mit Demenz merken, wenn man ihnen die Unwahrheit sagt.

Oft entscheidet man sich spontan für die erste oder zweite Möglichkeit. Allerdings sind beide Vorgehensweisen nicht sehr elegant. Im einen Fall lüge ich den Betroffenen an, im anderen Fall stoße ich ihn vor den Kopf. Wenn ich nur diese beiden Möglichkeiten sehe, kann ich nur zwischen dem kleineren und größeren Übel wählen.

Gibt es noch andere Herangehensweisen, wie ich dem dementen Menschen begegne und dabei a) authentisch bleibe und b) ihn nicht vor den Kopf stoße? Wie könnte das funktionieren?

Schauen Sie noch einmal auf die Skizze: Wie komme ich in den schraffierten Bereich? Wie gelingt es, dass ich gleichzeitig mir selbst treu bleibe, ohne dabei meinen dementen Gesprächspartner zu überfordern?

Erste Lösung: Fragen stellen

Ein Jude wurde einmal gefragt: „Warum stellt ihr Juden immer Fragen?" Darauf hat der Jude geantwortet: „Warum nicht?" Wer fragt, lenkt damit ein Gespräch oder eine Situation in eine bestimmte Richtung. Ein weiterer Vorteil: Mit Fragen erschlagen Sie den anderen weniger als mit absoluten Aussagen.

Eine 87-jährige Frau, die ihre Mutter sucht, können Sie etwa fragen:
- „Wie ist denn deine Mutter? Beschreib deine Mutter einmal."
- „Was würdest du deiner Mutter gern erzählen?"

- „Was magst du besonders an deiner Mutter?"
- „Was machst du gern mit deiner Mutter?"
- „Wie hat dich deine Mutter immer getröstet, wenn du traurig warst?"
- „Bist du einsam? Mütter sind eben durch nichts zu ersetzen."
- „Ist dir langweilig? Darf ich dir eine Geschichte erzählen?"

Menschen ohne Demenz lassen sich normalerweise nicht auf ein solches „Ablenkungsmanöver" ein. Sie würden zum Thema zurückkommen und die Frage nach der Mutter wiederholen. Bei dementen Menschen geht die Strategie aber meistens auf. Sie lassen sich auf die Frage ein. Innerlich gehen sie mit auf die Reise in die empfohlene Richtung. Und das Problem mit der Mutter ist in den Hintergrund gerückt – jedenfalls für eine Weile.

Zweite Lösung: Auf die Sehnsucht eingehen

Auch der demente Mensch hat Sehnsüchte.

Wir werden angetrieben von Sehnsüchten. Das kennt jeder Mensch: die Sehnsucht, geliebt und angenommen zu sein. Die Sehnsucht, wertvoll zu sein. Die Sehnsucht, Gefühle auszudrücken und gehört zu werden. Die Sehnsucht, etwas Kreatives zu schaffen. Auch der demente Mensch hat Sehnsüchte.

Die demente Frieda, die ihre Mutter sucht, hat gerade eine Auseinandersetzung hinter sich. Sie ist durcheinander. Sie ist überfordert. Und in dieser Situation fragt sie nach ihrer Mutter. Welche Sehnsucht treibt sie wohl um? Vielleicht hat ihre Mutter sie in solchen Situationen in die Arme genommen – und jetzt wünscht sich Frieda, in dieser Situation ebenso angenommen, geliebt und geschätzt zu werden.

Vielleicht hat ihre Mutter sie früher auch abgeschirmt und sie als kleines Kind in angespannten Situationen zur Seite genommen. Und Frieda will jetzt ihre Ruhe haben.

Wie können Sie nun auf diese Sehnsucht eingehen?

Wenn es sich um einen Familienangehörigen handelt, kennen Sie die Biografie des dementen Menschen und ahnen, was er sich jetzt wünscht. Ansonsten können Sie durch die oben gestellten Fragen auf eine richtige Fährte kommen. Vielleicht hat Ihr Angehöriger einmal erzählt, dass seine Mutter immer mit ihm gesungen hat. Dann können Sie sich zu ihm setzten und zusammen ein Lied singen.

Auch hier drei Möglichkeiten, wie man die Sehnsucht aufgreifen könnte:

- „Ich denke auch gern an meine Mutter. Sie ist lieb."
- „Fühlst du dich allein gelassen? Komm, wir schauen gemeinsam ein paar Bilder an."
- „Du vermisst deine Mutter. Das ist nicht einfach. Meine Mutter hat früher oft mit mir gesungen. Hat deine Mutter mit dir auch manchmal gesungen? Wollen wir zusammen etwas singen?"

Oben habe ich bereits das Buch „Validation" erwähnt. Mir gefällt Naomi Feils Grundüberzeugung, demente Menschen besser auf der Gefühlsebene abzuholen, statt über den Wahrheitsgehalt ihrer Aussagen zu diskutieren. Über Validation sind zwei weitere erwähnenswerte Werke erschien: „Mit dementen Menschen richtig umgehen: Validation für Angehörige" (Vicki de Klerk-Rubin) und „Brücken in die Welt der Demenz: Validation im Alltag" (Petra Fercher & Gunvor Sramek).

Nur Mut! Finden Sie den richtigen Weg, gleichzeitig authentisch zu bleiben – und den dementen Menschen dabei nicht vor den Kopf zu stoßen. Es gibt oft einen individuellen Weg, der zu Ihnen und Ihrem Gegenüber passt.

Finden Sie den richtigen Weg, gleichzeitig authentisch zu bleiben – und Ihr Gegenüber dabei nicht vor den Kopf zu stoßen.

Manchmal denke ich nach solchen Begegnungen: Da hast du dich nicht sehr klug verhalten, du hättest anders reagieren sollen … Mir hilft es dann zu beten: „Diese Situation ist nicht so gelungen, wie ich es mir wünschen würde. Aber, Gott, ich lege sie dir hin. Bitte sei du dieser Person jetzt nahe. Und bitte hilf mir, nächstes Mal besser zu reagieren." Meistens fallen mir anschließend noch einige Alternativen ein, wie ich es hätte besser machen können. Für diese spezielle Situation ist es dann zwar zu spät, aber es kommt hoffentlich der nächsten Begegnung zugute.

Die drei Phasen einer Demenz

Jede Demenz läuft anders ab. Peter Wißmann wehrt sich in seinem Buch „Nebelwelten. Abwege und Selbstbetrug in der Demenz-Szene" dage-gen, vergesslichen alten Menschen den Stempel „De-menz" aufzudrücken. Vielmehr müsse man Betroffenen zugestehen, auf ihre eigene Art ihr Alter zu erleben. Ich unterstreiche sein Anliegen. Auch ich halte den Begriff „Demenz" für problematisch, da er „ohne Geist" bedeu-tet. Ich verwende ihn dennoch als „Arbeitsbegriff", weil ich noch keinen besseren gefunden habe. Ich will damit aber keinen Zustand genau festschreiben.

> Eine Demenz läuft nicht wie ein Natur-gesetz ab. Sie kann sich ganz unterschiedlich gestalten.

In diesem Buch möchte ich den möglichen Ablauf einer Demenz in den drei Phasen vorstellen, mit denen sie häufig dargestellt wird. Aber vorher will ich noch einmal betonen, dass es kein Naturgesetz gibt, wie eine Demenz abläuft. Sie kann sich ganz unterschiedlich gestalten. Lesen Sie diese Stadien also bitte nicht mit dem entsetzten Gedanken: Was wird da noch alles auf mich zukommen? Nein, sehen Sie es nur als Hilfe, um Ihren Angehörigen zum jetzigen Zeitpunkt vielleicht etwas besser verstehen zu können.

Phase 1 (leichte Demenz): Unsicherheit und Rückzug

Sophie ist in der Straßenbahn unterwegs. Sie fährt und fährt. Plötzlich hält die Straßenbahn an. Der Fahrer kommt zu ihr und sagt: „Haben Sie nicht verstanden? Endstation. Bitte alle aussteigen."

Sophie hat ihre Haltestelle verpasst. Obwohl sie seit zwanzig Jahren mit dieser Linie fährt. Jeden Tag. Wie konnte das nur passieren? Außerdem ist Sophie in letzter Zeit überfordert. Sie hat das Gefühl, dass sich alles um sie herum verändert. Sophie kommt in der eigenen Welt nicht mehr klar. Sie beschließt: Am besten sondere ich mich etwas ab. Darum bleibt sie häufig in ihrer Wohnung. Die Fenster sind geschlossen. An manchen Tagen hat sie nicht einmal den Mut, die Rollläden hochzuziehen. Wenn Sophie doch einmal aus dem Haus muss, schreibt sie alles genau auf. Sie notiert, wohin sie muss, mit wem sie es zu tun haben wird, wie deren Namen heißen ... Damit sie bloß nichts vergisst.

Eine beginnende Demenz wird von der Umwelt oft mit einer Depression verwechselt. Der Betroffene zieht sich zurück. Nicht nur die Rollläden bleiben geschlossen, auch als Mensch schottet er sich ab. Er will nichts sehen und hören. Ganz ähnlich wie ein depressiver Mensch.

Der Grund dafür ist aber ein anderer als beim depressiven Menschen. Der Mensch mit Demenz ist nicht unbedingt schwermütig, sondern unsicher und überfordert. Er hat nicht das Gefühl, dass sich bei ihm etwas verändert. Auf ihn wirkt es, als ob sich seine Umgebung verändert. Menschen mit Demenz kommen mit der Welt um sich herum nicht mehr klar. In diesem Stadium wechselt die Stimmung der Betroffenen gelegentlich – etwa zwischen Unruhe und Antriebslosigkeit. Manchmal sind demente Menschen in dieser Phase reizbar oder zerstreut.

Häufig entwickelt sich ein „Fassadenverhalten." Das bedeutet, dass der Betroffene eine Fassade um sich herum aufbaut. Von außen sieht alles gut aus. Der Mensch wirkt wie ein hübsches Haus mit einer wunderschönen Fassade. Alles wirkt gepflegt. Kein Grund, sich Gedanken zu machen, dass etwas nicht stimmen könnte. Aber hinter der Fassade sieht alles anders aus: Da herrscht Unsicherheit.

Der demente Mensch kann sich in dieser Phase häufig sehr gut „verkaufen". Nach außen präsentiert er eine prächtige Fassade. Er wirkt glaubwürdig. Stark. Er hat das Leben offenbar im Griff. Das funktioniert auch deshalb so gut, weil der Betroffene in dieser Phase körperlich kaum eingeschränkt ist. Er kann sich mithilfe von Zetteln an wichtige Dinge erinnern. Und mit vielen Standardfloskeln und Sätzen kann er ein Gespräch aufrecht halten.

Ein Beispiel: In einer Adventszeit lernte ich einen neuen Bewohner im Altenheim kennen. Ich befragte ihn über Weihnachtsbräuche: „Was haben Sie früher in der Adventszeit gemacht?" Damit wollte ich alte Erinnerungen anstoßen. Eigentlich hätten folgende Antworten zu meiner Frage gepasst: Geschenke basteln, einen Weihnachtsbaum kaufen, Karten schreiben. Offenbar war der Bewohner von der Frage überfordert. Aber er versuchte, das Gespräch mit Worthülsen am Laufen zu halten.

Ich fragte also: „Was haben Sie in der Weihnachtszeit immer gemacht?"

Er antwortete: „Der eine so. Der andere so. Der Dritte machts wieder ganz anders."

Dies ist ein gutes Beispiel für ein Fassadenverhalten. Der Bewohner wusste mit meiner Frage nichts anzufangen, wollte es sich jedoch nicht anmerken lassen. Und so gab er eine Antwort, die so allgemein war, dass sie praktisch immer „passte". Eine Fassade, die von außen her tadellos aussieht. Aber bei genauem Hinsehen bröckelt sie.

Was können Sie in dieser Zeit für einen Menschen mit Demenz Gutes tun? In der ersten Phase können Sie seine Biografie „sichern". Damit ist gemeint: Die Demenz wird über sein Leben hinwegfegen wie ein Sturm. Sie wird Schein für Schein von seinem angehäuften Reichtum wegwe-

hen. Aber auch wenn Schein um Schein verschwindet –
ein Rest von Erinnerung kann dennoch vorhanden sein.
Halten Sie diese fest. Ein Notizbuch leistet dabei wert-
volle Dienste. In späteren Phasen greifen Sie dann auf
Wissen zurück, das Sie während der beginnenden De-
menz „gesichert" haben.

In der ersten Phase können Sie die Biografie des dementen Menschen „sichern".

Sophie hatte früher einen Nachbarn, der immer seine Gartenabfälle über
den Zaun warf. Sophie hat sich über ihren Nachbarn sehr geärgert. In-
zwischen sind viele Jahre vergangen und Sophie ist eine alte Frau gewor-
den. Sie ist dement und lebt im Altenheim. Sophie hat viel vergessen,
aber ihren ehemaligen Nachbarn hat sie noch nicht vergessen.

Solche eindrücklichen Erlebnisse, die auch mit Gefühlen verbunden
sind, bleiben oft länger im Gedächtnis haften. An dieses Erlebnis mit ih-
rem Nachbarn kann sich auch Sophie erinnern. Inzwischen ist sie nicht
mehr in der Lage, diese Episode selbst zu erzählen. Aber ich kann das
tun. Und dabei gebe ich Sophie einen anderen Namen: „Ich kenne da
eine Geschichte. Es geht um eine Frau. Sie heißt Margarete. Sie hatte
einen Garten. Und einen Nachbarn. Eines Tages hat der Nachbar …"

Die Geschichte wird Erinnerungen in Sophie wecken. Beobachten Sie
die Mimik und Gestik von Sophie während des Erzählens. Achten Sie
besonders auf Sophies Augen.

Zuletzt können Sie die erzählte Geschichte abrunden: „Vieles ist ver-
gangen. Margarete kann es nicht mehr ändern. Aber Margarete kann
den alten Ärger loslassen. Genau wie du und ich. Wir können nämlich
beten: „Gott, ich gebe dir meinen Ärger ab. Nimm du ihn fort."

Erinnerungen an die erste große Liebe oder an die Hochzeit sind
emotional beladen. Wie auch die Geburt von Kindern. Oder die erste
Arbeitsstelle. Gefühle weckt es, wenn sich jemand an ein Lob des Vaters
erinnert, wenn man über sich selber hinausgewachsen ist. Auch die Vor-
bereitungen auf Weihnachten im Advent. Wie Ihr Gegenüber Plätzchen

gebacken, Karten geschrieben und vielleicht kleine Geschenke verpackt hat.

Neben Erlebnissen ist es auch sinnvoll, biografische Daten zu sichern. Dabei muss man keinen lückenlosen Lebenslauf wie für eine Bewerbung erstellen. Es sollen lediglich Erinnerungshilfen für spätere Demenzphasen festgehalten werden.

Welche Daten aus der Biografie sind besonders wichtig? Dazu gehört zum Beispiel der Stammbaum: Wie hieß die Mutter und der Vater? Wie viele Geschwister hatte der demente Mensch? Wie heißen sie? Hatte der Betroffene einen Ehepartner und Kinder? Und wie waren ihre Namen? An welchen Orten hat der Betroffene gelebt? Stammt er aus der Stadt? Ist er naturverbunden? Mag er Tiere? Hatte die Familie vielleicht einen Hund oder ein anderes Haustier? In der ersten Phase ist es hilfreich, alles festzuhalten, was später hilfreich sein könnte.

Am einfachsten ist, wenn Sie sich als Angehöriger in einem Notizbuch alles aufschreiben, was in diese Rubrik gehört: Persönliche Lebensdaten. Erlebnisse. Erinnerungen. Soziale Kontakte von früher und heute. Sie werden in späteren Phasen froh um alles sein, was Sie dadurch bei sich und Ihrem Angehörigen in Erinnerung rufen können.

Im Buchhandel sind dafür liebevoll gestaltete Erinnerungsbücher von Elma van Vilet erhältlich (siehe Literaturliste am Ende). Sie heißen zum Beispiel „Papa, erzähl mal" oder „Oma, erzähl mal". Die Bücher enthalten viele Fragen, die einem auf die Sprünge helfen. Etwa die nach dem Lieblingsbuch in der Kindheit, nach Haustieren oder der ersten großen Liebe. Und im Buch ist auch reichlich Platz für Antworten.

Es gibt noch mehr Hilfsmittel, um dem Betroffenen später seine Erinnerungen wieder zugänglich zu machen. Eine Idee ist zum Beispiel die „Erinnerungsbox". Besorgen Sie sich einen Karton, den Sie von außen verzieren. Dabei können Sie Ihren dementen Angehörigen einbeziehen. Bekleben Sie die Schachtel mit Geschenkpapier in seinen Lieblingsfarben. Oder malen Sie den Karton nach seinen Vorlieben an. Im Karton sammeln Sie Gegenstände, die bei der betroffenen Person Erinnerungen und Gefühle wecken. Das kann eine alte Restaurantrechnung vom Hochzeitsessen sein, die Sie in einem Aktenordner gefunden haben. Vielleicht gibt es noch alte Briefe von Freunden, die der demente Mensch vor langer Zeit bekommen hat. Bei einem leidenschaftlichen Briefmarkensammler wäre sein altes Briefmarkenalbum ideal. Nicht die vollständige Biografie muss in diesen Karton, sondern Anknüpfungspunkte für Erinnerungen, die Sie in späteren Phasen wieder hervorholen können.

Sie können auch eine Pinnwand aufhängen, an der Sie Fotos von allen Personen sammeln, die in einer engen Beziehung zum Betroffenen stehen oder standen. Menschen, an die er sich vielleicht auch später noch erinnert. Neben die Fotos hängen Sie jeweils einen Zettel, auf dem der Name und Verwandtschaftsgrad steht; etwa: „Hermine, Mutter", „Paula, ältere Schwester" oder „Fritz, Ehemann". Mit diesen Bildern können Sie Erinnerungen anstoßen.

> **Sie können eine Pinnwand aufhängen, an der Sie Fotos von allen Personen sammeln, die in einer engen Beziehung zum Betroffenen stehen.**

Wenn Ihr Angehöriger in einem Altenheim lebt, hilft so eine Pinnwand auch den Betreuenden und Pflegekräften; denn diese können die Biografie eines Bewohners niemals so gut kennen wie die eigene Familie. Stellen Sie sich vor, Ihr Angehöriger ruft eines Abends laut nach „Max". Dann hilft eine solche Fotowand jeder Pflege- und Betreuungskraft. Mit nur einem Blick auf die Bilder wird deutlich, ob Max der Vater, der Ehemann oder der Schäferhund war. Und je nachdem, um wen es sich bei „Max" handelt, kann ein ganz anderes Bedürfnis zugrunde liegen. Darauf können die Pflegenden dann individuell eingehen.

Je nach persönlichen Vorlieben und Begabungen können Sie in dieser Phase die Erinnerungen auch kreativ umsetzen. Der Sohn einer Frau mit Demenz war handwerklich begabt. Er bastelte für seine Mutter einen Rahmen aus Holz. Diesen klebte er auf eine Platte, auf der sich Fotos befanden. Dieselben Fotos gab es noch ein zweites Mal auf Holz geklebt. Und hinten auf die Holzteile war der Name der entsprechenden Person geschrieben. So konnte man diesen Rahmen auf unterschiedliche Arten benutzen: Man konnte die gleichen Fotos einander zuordnen. Oder die Namen und die entsprechenden Gesichter miteinander in Beziehung bringen. Die Mutter verbrachte in späteren Phasen der Demenz viele Stunden vor diesem Rahmen. Sie wirkte dabei zufrieden und ausgeglichen.

Während einer beginnenden Demenz kann es sinnvoll sein, den Speicher oder Keller des Betroffenen durchzusehen. Sammeln Sie „erinnerungsträchtige" Gegenstände. Vielleicht finden Sie ein Poesiealbum oder ein paar Kinderschuhe. Vielleicht entdecken Sie ein altes Fotoalbum oder die Familienbibel, die das Ehepaar zur Trauung geschenkt bekam. Bewahren Sie diese Gegenstände auf. Sie sind Schlüssel, mit denen Sie später vielleicht die Kammern zur Erinnerung aufschließen können.

Phase 2 (mittelschwere Demenz): Vergesslichkeit und Unruhe

Beginnen wir mit ein paar statistischen Zahlen: Die zweite Phase einer Demenz beginnt durchschnittlich drei Jahre nach Diagnosestellung und dauert meist am längsten. In einer Gruppe von zehn dementen Menschen befinden sich durchschnittlich drei in der ersten Phase, vier in der zweiten und drei in der dritten Phase.

Klara lebt im Altenheim. Bei einem Besuch schlage ich ihr vor: „Wenn Sie Ihr Glas ausgetrunken haben, können wir an die frische Luft gehen." Die Frau schaut mich mit großen Augen an. Da wird es mir klar: Mein Satz war für sie zu schwierig zu verstehen. Also wiederhole ich es noch einmal in einzelnen Sätzen. Ein Gedanke pro Satz. Klar formuliert.

Zuerst sage ich: „Bitte schön. Trinken Sie." Und dabei zeige ich auf das Glas.

Klara trinkt. Sie nimmt einen kleinen Schluck und stellt das Glas wieder hin. Mehrmals erinnere ich sie. Immer wieder nimmt sie einen Schluck. Schließlich ist das Glas leer.

Dann sage ich: „Das Wetter ist schön. Möchten Sie eine Runde spazieren gehen?"

Klara überlegt. Sie bejaht. Ich helfe ihr aufzustehen. Sie hält sich an ihrem Rollator fest. Gemeinsam gehen wir in der Sonne spazieren.

Ist die Demenz etwas fortgeschritten, fallen Entscheidungen zunehmend schwer. Schwierig ist hier, die richtige Balance zu finden. Einerseits braucht der Betroffene Unterstützung. Andererseits ist er kein kleines Kind. Übung und Fingerspitzengefühl sind nötig, um die richtige Umgangsform zu finden, zumal jede Person anders ist.

Komplexe Handlungen fallen in der zweiten Phase zunehmend schwer. Gehe ich aber Schritt für Schritt vor, kann ein Mensch mit Demenz noch vieles umsetzen. Vielleicht können Sie es machen wie Fritz (siehe S. 9): Nicht über das traurig sein, was der Betroffene nicht mehr kann, sondern sich dafür entscheiden, einen neuen Menschen kennenzulernen. Freuen Sie sich über das, was Ihr Angehöriger noch kann.

Natürlich ist es traurig, dass er nicht mehr alleine kochen kann. Aber vielleicht kann er noch Kartoffeln schälen oder den Pudding umrühren. Nehmen Sie Ihrem Gegenüber nicht alle Arbeiten ab. Nach dem Motto: „Du kannst es ohnehin nicht mehr." Besser ist, ihn weiterhin Kleinigkeiten erledigen zu lassen. Vielleicht kann er keine Zahlen mehr lesen. Aber wenn Sie ein Lied im Liederbuch suchen, kann er blättern. Und Sie können ihm helfen, indem Sie ihn anleiten: „Noch weiter hinten. Stopp! Eine Seite zurück." Jede einfache Handlung, die der Betroffene noch selbstständig oder unter Anleitung machen kann, schenkt ihm Selbstbewusstsein und Lebensmut.

> **Jede einfache Handlung, die der Betroffene noch selbstständig ausführen kann, schenkt ihm Selbstbewusstsein und Lebensmut.**

In dieser Phase fehlen dementen Menschen häufig die Worte oder sie verwechseln Begriffe. Sie benutzen mehr und mehr Floskeln und Worthülsen: „Grüß Gott." „Schönes Wetter heute." „Hab ich mir gedacht." Umso auffälliger ist es, dass sie Redensarten mögen. Das habe ich im Altenheim immer wieder ausprobiert.

Ich beginne einfach mit einer Redensart: „Wer andern eine Grube gräbt …" Meistens kommt die Antwort sofort: „… fällt selbst hinein." Manche Sprüche sind bekannter, andere unbekannter. Erstaunlich daran ist, dass sich Menschen mit Demenz gelegentlich sogar steigern, wenn sie immer wieder mit den gleichen Redensarten herausgefordert werden. Erraten sie mehrere Wendungen hintereinander, werden sie oft immer wacher. Die Augen beginnen zu leuchten. Denn sie merken: Aha, das kann ich noch.

Ich habe viele Redensarten mit unterschiedlich stark dementen Teilnehmern immer wieder ausprobiert. Dabei habe ich die Sprüche aussortiert, die schlecht erraten wurden. Die anderen habe ich gesammelt. Die biblischen Redensarten befinden sich in meinem Buch „Frau Krause macht Pause: Andachten zum Vorlesen für Menschen mit Demenz". Darunter sind Redewendungen, die sehr bekannt sind und aus der Bibel stammen. Etwa: „Hochmut kommt vor dem Fall." Aber auch erbauliche Bibelworte wie: „Alle eure Sorge werft auf den Herrn." Viele weitere Wendungen aus dem Alltag finden Sie in meinem Vorlesebuch mit fröhlichen Kurzgeschichten „Frau Janzen geht tanzen".

Klara stand eines Tages vor einem Spiegel. Sie schaute hinein und zuckte zusammen. Dann trat sie näher an den Spiegel heran und streckte ihrem eigenen Spiegelbild die Hand entgegen. „Guten Morgen, Mutter. Wo kommst du denn her?", fragte sie.

Menschen mit Demenz sind mit Spiegeln eher überfordert. Manche Fachleute raten, Spiegel in Wohnungen von dementen Menschen generell abzuhängen. Ich selbst habe noch keine abschließende Meinung dazu gefunden. Ich würde darauf achten, was das Spiegelbild im Betroffenen auslöst. Nicht jeder reagiert gleich. Wird Ihr Angehöriger durch den Spiegel nervös, angespannt, traurig – dann nichts wie weg damit.

> Wird der demente Mensch durch den Spiegel nervös – dann nichts wie weg damit.

Im Leben des dementen Menschen verschwimmen zunehmend die Zeiten. Die Vergangenheit ist für sie plötzlich gegenwärtig. Klara bekommt im Altenheim regelmäßig Besuch von ihrem Sohn. Sie begrüßt ihn jedes Mal: „Mein kleines Mausebärchen." Ohne Zweifel – eine nette Anrede für einen Jungen im Vorschulalter. Aber Klaras Sohn ist bereits über sechzig Jahre alt.

An Klaras Beispiel kann man gut erkennen, dass die unteren Scheine noch länger im Stapel liegen bleiben, während die oberen längst weggeflogen sind (vgl. S. 12). So weiß Klara noch genau, dass sie früher Kinokarten verkauft hat. Aber sie kann sich nicht mehr erinnern, dass ich ihr vor zehn Minuten die Geschichte vom verlorenen Sohn erzählt habe. Die Vergesslichkeit nimmt in dieser Phase zu. Das gilt auch für die Namen von Menschen – sogar von Angehörigen, was besonders schmerzlich ist. Dies geschieht „von oben nach unten": Zuerst kommen die Namen der Enkel abhanden, dann die der Kinder. Schließlich sogar der Name des Ehepartners. Dann hilft es, wenn Sie zuvor Teile der Biografie gesichert haben, sodass Sie auf Namen und alte Ereignisse zurückgreifen und dem dementen Menschen beim Erinnern helfen können.

Unterstützung und Hilfe sollte in dieser Phase eher unaufdringlich angeboten werden. Die Betroffenen haben nämlich häufig gar nicht das Gefühl, dass sie alt und dement sind. Im Gegenteil: Sie haben den Eindruck, dass sie mitten im Leben stehen.

> Unterstützung sollte in dieser Phase unaufdringlich angeboten werden. Die Betroffenen haben nämlich gar nicht das Gefühl, dass sie alt und dement sind.

Klara klingelt manchmal nachts um drei oder vier Uhr. Dann sagt sie zur Nachtschwester: „Ich muss aufstehen und Essen kochen. Die Kinder kommen gleich. Sie haben Hunger." Tagsüber werden die Mitbewohner im Aufenthaltsraum in Klaras Wahrnehmung plötzlich zu Kunden an ihrer Kinokasse. Oder Klara erzählt: „Vorhin war meine Mutter da." Allerdings ist die Mutter vor über dreißig Jahren verstorben.

Klara ist in dieser Phase oft unruhig. Sie rennt den Flur auf und ab und hat einen starken Bewegungsdrang. Manchmal ist sie aber auch ängstlich. Dann kann sie plötzlich zornig werden und mit der Faust auf den Tisch schlagen. Gelegentlich schimpft Klara lauthals mit ihren Mitbewohnern oder dem Personal: „Hau ab! Lass mich in Ruhe, du dumme Kuh!"

Um sich besser in Klaras Lage hineinzuversetzen, stellen Sie sich folgende Situation vor: Sie fühlen sich geistig fit. Sie haben sich gerade etwas Zeit genommen. Sie lesen diesen Ratgeber, denken darüber nach – und möchten etwas Neues lernen. Plötzlich kommt jemand ins Zimmer und sagt zu Ihnen: „Nein, das stimmt gar nicht. Sie sind 97 Jahre alt. Ich begleite Sie jetzt auf die Toilette. Und danach ist es Zeit zum Mittagessen." Wie würden Sie sich dabei fühlen? Wie im falschen Film? Jetzt können Sie sich ungefähr vorstellen, wie Klara die Situation erlebt.

Wie bei vielen dementen Menschen tritt auch bei Klara in dieser Phase ein körperlicher Aspekt hinzu: Klara wird harninkontinent. Sie benötigt Einlagen. Problematisch bei ihr ist, dass sie diese nicht akzeptiert, weil sie den Fremdkörper als störend empfindet. Sie zieht sich häufig in eine Ecke zurück. Dort zieht sie die Einlage aus, legt sie beiseite und uriniert daneben. Das Pflegepersonal hat schon verschiedene Inkontinenzprodukte ausprobiert, aber Klaras Freiheitsdrang ist zu groß. Immer wieder erledigt sie ihr Geschäft in einer Ecke.

Die einfachste Lösung hat sich hier als wirkungsvoll erwiesen: Alle zwei Stunden geht jemand mit Klara auf die Toilette. Seither hat sich das Problem tagsüber erledigt. Aber auch nachts ist Klara immer wieder aufgestanden. Dann hat sie die Toilette nicht gefunden und ihre Notdurft in einer Ecke verrichtet. Auch hier hat das Pflegepersonal eine Lösung gefunden. Klara hat jetzt eine Art „Strampelanzug für Erwachsene". Darin schläft sie nachts. Sie kann den Anzug selbst nicht öffnen. Dadurch bleibt die Einlage dort, wo sie sein soll. Positiver Nebeneffekt: Klara bekommt dadurch nachts deutlich mehr Schlaf.

Phase 3 (schwere Demenz): Abhängigkeit

Emma lebt schon einige Jahre im Altenheim. Mehr und mehr wird sie abhängig von anderen. Sie rutscht langsam in die Spätphase einer Demenz. Diese Phase beginnt im Durchschnitt sechs Jahre nach Diagnosestellung.

Inzwischen sitzt Emma meistens im Rollstuhl oder liegt im Bett. Sie wirkt unruhig und nestelt an der Bettdecke herum. Wenn sie etwas in die Finger bekommt, greift sie danach und lässt es nicht mehr los. Emma schreit häufig: „Hilfe, Hilfe!" Nachts wird sie meistens für ein paar Stunden wach. Sie setzt sich dann in ihrem Bett auf und ruft nach ihrer Mutter. Außerdem kann Emma inzwischen ihren Stuhlgang nicht mehr halten.

Ihre Bewegungen erinnern an Menschen mit Parkinson: Wenn sie ihren Arm hebt, geschieht das ruckartig; man denkt unwillkürlich an ein Zahnrad. Die Finger wirken nervös und zittrig – manchmal sieht es fast aus, wie wenn sie Geld zählen würde. Alle Bewegungen erfolgen bedächtig und langsam. Eine Einschränkung macht Emma sehr zu schaffen: Sie verschluckt sich häufig und damit wird das Essen für sie schwieriger.

Emma wirkt zunehmend abwesend. Sie redet weniger als früher – und wenn, dann springt sie zwischen mehreren Gedanken hin und her. Manchmal spricht sie zwar noch ganze Sätze, aber diese ergeben für Dritte oft keinen Sinn. Ein Beispiel: Als das Pflegepersonal sie neulich lagerte, sagte Emma: „Das bin ich an und für sich nicht gewohnt, dass ihr die Suppe so durchnudelt." Ihre Sätze werden aber eher kürzer. Zuletzt bestehen sie in dieser Phase nur noch aus ein oder zwei Wörtern.

Emma kann ihr Leben nicht mehr alleine führen. Sie ist davon abhängig, dass man ihr hilft. Andernfalls würde sie verwahrlosen. Ihre Haut würde wund werden, wenn niemand sie lagert. Sie ist auch gefährdet, eine Lungenentzündung zu bekommen. Dem kann man mit Atemübungen entgegenwirken.

Manchmal heißt es über Menschen mit Demenz in dieser Phase: „Die kriegen ja gar nichts mehr mit." Ich bin davon überzeugt, dass das nicht stimmt. Im Gegenteil. Ich habe erlebt, dass Menschen mit Demenz sogar sensibler sein können als andere Menschen. Dazu möchte ich ein Beispiel erzählen.

Als Krankenpfleger begleitete ich Emma in der letzten Demenzphase. Tagsüber saß sie im Rollstuhl, abends brachte ich sie ins Bett. Als festes Ritual betete ich dann mit ihr das Vaterunser. Immer unter den gleichen Bedingungen. Das Fenster hatte ich vorher geschlossen; falls Musik lief, schaltete ich diese ab. Ich hielt Emmas Hände mit meinen umschlossen, sodass wir zusammen die Hände gefaltet hatten. Ich schaute ihr in die Augen und dann betete ich das Vaterunser laut vor. Wort für Wort. Ich machte immer eine kleine Pause vor dem letzten Wort eines Satzes oder Halbsatzes.

Irgendwann fiel mir auf: Emma verhielt sich nicht jeden Abend gleich. Manchmal betete sie gar kein Wort mit, mal sprach sie ein oder zwei Wörter des Gebets. An anderen Tagen waren es drei oder vier Wörter. Es gab Tage, da wirkte Emma konzentrierter, an anderen Tagen schien sie nicht bei der Sache zu sein. Das weckte mein Interesse. Gab es irgendwelche Faktoren, die Emma dabei halfen, wacher und aufmerksamer zu sein? Unter welchen Umständen betete sie mehr Wörter mit?

Ich wollte es systematisch angehen. Also druckte ich das Vaterunser aus der Bibel hundertmal aus. Jeden Abend, wenn ich Emma ins Bett brachte, nahm ich einen Zettel mit. Gleich im Anschluss an unser gemeinsames Gebet unterstrich ich die Wörter, die Emma mitgebetet hatte. Außerdem vermerkte ich, ob an diesem Tag etwas anders gewesen war als sonst. Hatte sie etwas Besonderes erlebt? Oder war bei mir etwas Spezielles vorgefallen? Nachdem ich hundertmal auf diese Weise mit Emma gebetet hatte, wertete ich die Gebete aus. Meistens hatte Emma ungefähr drei Wörter mitgesprochen. Ich hatte sie während des Ins-Bett-Bringens immer zwei- bis dreimal mit Namen angesprochen und auch sonst versucht, sie einzubeziehen.

Aber an einem Abend war etwas anders. Denn *ich* war anders. Es war ein anstrengender Spätdienst gewesen. Einige Arbeiten musste ich noch erledigen. Und dann kam ein Konflikt mit einer Kollegin dazu.

An diesem Abend brachte ich Emma wie üblich ins Bett und dachte, ich würde mich so wie jeden Abend verhalten: Ich schob sie im Rollstuhl ins Bad, suchte immer wieder Augenkontakt zu ihr und sprach sie ein paarmal mit ihrem Namen an.

Die Überraschung kam, als Emma im Bett lag. Wie immer hatte ich die alte Dame auf ihre Lieblingsseite gelagert. Alle Geräuschquellen waren ausgeschaltet. Ich hielt ihre Hände umschlossen und betete langsam das Vaterunser vor. Immer wieder stellte ich Augenkontakt her. Und was tat Emma? Sie fixierte mich an diesem Abend mit starrem Blick. Sie wirkte verkrampft und betete kein einziges Wort mit.

Später dachte ich über diese Begebenheit nach. Konnte es sein, dass Emma mir abgespürt hatte, dass ich ziemlich gestresst war? Ich war davon ausgegangen, dass ich das gut überspielen konnte und mich verhielt wie immer. Aber es muss daran gelegen haben. Spätestens seit diesem Tag weiß ich, wie sensibel Menschen mit Demenz sind. Auch noch in der dritten Phase.

> Konnte es sein, dass Emma mir abgespürt hatte, dass ich ziemlich gestresst war?

Beim gemeinsamen Gebet mit Emma habe ich übrigens noch mehr Entdeckungen gemacht. Es gab zahlreiche Aha-Erlebnisse an diesen Abenden. Zum Beispiel in Sachen Anrede.

In Altenheimen ist es oft vorgeschrieben, dass das Personal die Bewohner mit „Sie" anspricht. Das finde ich sehr wichtig. Denn wenn man demente Menschen, die man persönlich nicht kennt, mit „Du" anredet, verliert man leicht die nötige Distanz. Verniedlichungsformen wie „Omilein" können die Enkel gern verwenden, aber für Pflegekräfte sollten sie tabu sein. Wenn jemand sagt: „Bist du aber süß", so ist das vielleicht eine nette Anrede für ein Baby – aber nicht für Erwachsene. Menschen mit Demenz haben eine Biografie und viele eigene Erfahrungen. Mir hilft das formelle Sie, eine gesunde Distanz zu wahren.

Die Kehrseite der Medaille ist jedoch, dass Menschen mit Demenz „rückwärts" vergessen. Wie schon mehrfach beschrieben, wird der Stapel mit ihren Erinnerungen von oben nach unten abgeräumt. Viele Bewohner sind Frauen, die einmal den Nachnamen ihres Mannes angenommen haben. Weil er auf dem Stapel weiter oben lag, haben sie ihn oft schon vergessen, während sie ihren Vornamen noch kennen, der sie seit Kindertagen begleitet.

Also habe ich versuchsweise Emma einige Male mit ihrem Vornamen angesprochen (allerdings bin ich trotzdem beim „Sie" geblieben). Das Ergebnis sah so aus: An den Abenden, an denen Emma mit ihrem Vornamen angesprochen wurde, wirkte sie beim Gebet aufmerksamer und sie sprach mehr Wörter mit. Wenn ich sie jedoch seltener oder gar nicht mit Namen ansprach, sah es genau andersherum aus. Dann betete sie weniger Worte mit und wirkte abwesender.

Auch Musik hatte einen Einfluss auf Emmas Stimmungslage. Sie hatte immer gerne klassische Musik gehört. Weil ich das wusste, ließ ich an einigen Abenden klassische Musik laufen. Und siehe da: Emma betete mehr Worte mit und wirkte ausgeglichener. An einem anderen Tag war Emmas Tochter zu Besuch gewesen. Sie hatte einen populären Radiosender eingestellt, auf dem die Charts liefen. Als ich Emma abends ins Bett brachte, drehte ich die Musik leiser. Die Charts liefen nur noch dezent im Hintergrund. An diesem Abend war Emma sehr blass, hatte Schweißperlen auf der Stirn und betete kein Wort mit.

Bei Menschen, die früher gern in den Gottesdienst gegangen sind, kommen Kirchenlieder gut an. Wer sie seinen Angehörigen nicht vorsingen möchte, kann auf CDs zurückgreifen, in denen die Lieder ruhig und getragen arrangiert sind. Geeignet ist hier zum Beispiel „Nun danket alle Gott: 30 beliebte Gottesdienstlieder". Gute Erfahrungen habe ich auch mit Taizé-Liedern und ähnlichen Gesängen gemacht (zum Beispiel die CD „Auf dich vertrau ich", die zudem noch Lesungen und Gebete enthält). Auf der gleichen Tonlage wird immer wieder der gleiche Satz wiederholt. Ich habe erlebt, dass sogar manche Bewohner in dieser Spätphase der Demenz ab der siebten oder achten Wiederholung plötzlich leise mitsummten oder die Füße im Takt bewegten.

Auch Musik hat Einfluss auf die Stimmungslage.

Wie kann ich mit Störungen umgehen?

„Ich lese Ihnen jetzt eine Geschichte vor", kündige ich in einer Gruppe von Menschen mit Demenz an. Aber das scheint niemanden zu interessieren. Ganz im Gegenteil: Sophie boxt ihren Sitznachbarn in die Seite. Mathilde nimmt ihre Zahnprothese aus dem Mund und legt sie auf den Tisch. Und Emma schläft.

Sie haben das vielleicht schon ähnlich erlebt: Mit einer liebevollen Idee wollten Sie Ihre demente Mutter einbeziehen. Sie hatten ein Fotoalbum dabei und wollten Bilder von einem Familienfest anschauen, das Ihre Mutter geliebt hat und das Erinnerungen weckt. Aber: Ausgerechnet jetzt möchte sie mit einer Freundin telefonieren, die schon seit zehn Jahren tot ist.

Solche Störungen können auf die Dauer sehr frustrierend werden. Frust, der sich ansammelt. Manche Menschen neigen dazu, diesen Ärger in sich hineinzufressen – oder die Umgebung bekommt ihn zu spüren. Womöglich gerade der Mensch mit Demenz.

Ich habe schon verschiedene Störungen im Umgang mit dementen Menschen erlebt. Eine Bewohnerin hat Schmerzen. Die nächste muss auf die Toilette. Ein anderer Herr spricht mit einer für mich nicht sichtbaren Person. Wie kann ich damit umgehen?

Zu meinem Studium gehörte auch das Fach „Methodik/Didaktik". Es handelt davon, wie man einen Inhalt so rüberbringt, dass die Zuhörer ihn verstehen. In diesem Fach habe ich den interessanten Satz gelernt: „Störungen haben Vorrang." Das bedeutet: Wenn ein Gottesdienstbesucher während der Predigt einen lauten Hustenanfall bekommt, predigt der Pfarrer nicht weiter, wie wenn nichts wäre, denn die Zuhörer sind dann abgelenkt. Besser wartet er, bis der Anfall sich gelegt hat. Wenn die Zuhörer sich wieder gesammelt haben, kann der Pastor weiterpredigen.

Wer mit dementen Menschen zu tun hat, erlebt solche Störungen noch geballter. Eigentlich kommt eine Störung nach der anderen. Es passt gar nichts mehr ins geplante Schema. Was bedeutet das für meine Planung?

Ein Schlüsselerlebnis hatte ich während einer Andacht im Altenheim. Ich wollte gerade anfangen, da legte eine Frau ihre Zahnprothese auf den Tisch. Einer Teilnehmerin fiel ein Becher auf den Boden. Ein Mann stand auf und wollte im Flur spazieren gehen. Nicht unbedingt besinnliche Bedingungen für eine Bibelkreis-Kleingruppe! Da saß ich nun und hatte das Gefühl, dass ich so viel rüberbringen möchte – und gleichzeitig sah ich mehrere Stellen, an denen ich eingreifen sollte: Die Zahnprothese gehört in den Mund. Der Becher in die Spülmaschine. Und der spazierende Herr könnte sich doch jetzt zufrieden in die Runde setzen. Wo sollte ich anfangen? Und wie konnte ich allen gerecht werden?

Dann habe ich etwas Entscheidendes gemacht: nämlich nichts. Ich bin einfach nur sitzen geblieben und dachte: Allen kann ich jetzt sowieso nicht gerecht werden. Da bleibe ich lieber noch einen Augenblick sitzen und beobachte die Situation. Während ich überlegte, kam ich zu dem Schluss: Die Bewohner, die hier sitzen, wirken nicht, wie wenn sie durch die Zahnprothese, den Becher oder den spazierenden Mitbewohner gestört wären. Es scheint ihnen egal zu sein, dass einer aufsteht. Es geht wohl an ihnen vorbei, dass ein Becher heruntergefallen ist. Nicht einmal die Zahnprothese bringt sie aus dem Gleichgewicht. Der Einzige, der die Bewohner im Moment aus ihrem Trott bringt, bin ich.

Also: Nicht die Zahnprothese und der Becher störten. Die Störung war ich! Denn ich war derjenige, der den Ablauf für die alten Leute durcheinanderbringen wollte.

Inzwischen erlebe ich manche Störungen sogar als Bereicherung. Wenn ich unterbrochen werde, ist das eine Chance: Ich kann zurückkommen und das bisher Gesagte noch einmal wiederholen, ohne dass ich den Zuhörern dabei das Gefühl gebe: Damit Sie es verstehen, muss ich es noch mal wiederholen. Nach Unterbrechungen kann ich bündeln und weiter darauf aufbauen.

> **Nach Unterbrechungen kann ich bündeln und darauf aufbauen.**

Wenn ich eine Kleingruppe für Menschen mit Demenz gestalte, mache ich mir inzwischen keinen festen Plan mehr. Es gibt kein „Soll", das ich erfüllen muss, damit eine Kleingruppe, Bibelstunde oder ein Besuch „erfolgreich" ist. Sondern es geht darum, den Bewohner so anzunehmen, wie er ist. Ihm gegenüber Liebe und Wertschätzung zu zeigen. Manchmal kann das bedeuten, dass wir in der Gruppe zusammen „nur" ein Vaterunser beten. Und manchmal nicht einmal das. Dann ist es vielleicht einfach dran, jemandem die Hand zu halten und für ihn da zu sein.

Tipps, um die Kommunikation zu erleichtern

Im Umgang mit dementen Menschen werden Sie auf verschiedene Schwierigkeiten stoßen. Manchmal wirkt es, wie wenn sich zwischen Ihnen und Ihrem Angehörigen eine Mauer befindet. Wie können Sie versuchen, diese Mauer zu durchbrechen? Hier einige Ratschläge, die sich bewährt haben. Versuchen Sie aber besser nicht, alle Tipps auf einmal umzusetzen. Das könnte Sie überfordern. Nehmen Sie einen Ratschlag und bauen diesen in Ihren Alltag ein. Erst wenn der Tipp zur Gewohnheit geworden ist, nehmen Sie sich den nächsten Ratschlag vor.

Setzen Sie Sinn voraus

Setzen Sie beim Verhalten Ihres dementen Gegenübers Sinn voraus. Fangen wir mit einem etwas „unappetitlichen" Beispiel an.

Peter steht im Bad. Seinen Fuß stellt er in die Toilettenschüssel. Für Menschen, die nicht dement sind, wirkt so etwas sehr befremdlich. Das ist doch völlig abwegig, denken wir, wenn jemand so etwas macht. Welchen Sinn hat es, seinen Fuß in die Toilettenschüssel zu stellen? Vielleicht muss Peter dringend auf die Toilette, weiß aber nicht mehr, wie das geht. Er merkt, dass der Urin an seinen Beinen herunterläuft. Und Peter erinnert sich noch daran, dass der Urin letztlich in der Toilette landen sollte. Daraus schließt er: Wenn ich mein Bein in die Toilettenschüssel stelle, kommt der Urin dort an, wo er hin soll. Dass dabei die Schwerkraft dazwischenkommt und die Notdurft auf den Boden plätschert, ist Peter nicht klar.

> Versuchen Sie nicht, alle Tipps auf einmal umzusetzen.

Fragen Sie sich beim Verhalten Ihres dementen Angehörigen also: Was könnte der Sinn seines Verhaltens sein? Wenn Sie es nicht verstehen: Gehen Sie davon aus, dass es doch einen Sinn hat, der sich Ihnen aber (noch) nicht erschließt.

Nehmen Sie sich Zeit

Nehmen Sie sich Zeit für Ihren dementen Angehörigen. Wenn ich mit Emma in der späten Demenzphase das Vaterunser betete (siehe Phase 3), merkte sie offenbar, ob ich in Eile war. Dann betete sie weniger Worte mit und wirkte unruhiger. Hatte ich Zeit, wirkte sie entspannter.

Demente Menschen reagieren darauf, ob Sie ruhig oder gestresst sind. Um Menschen mit Demenz etwas zu erklären, brauchen Sie viel mehr Zeit, als wenn Sie es Menschen ohne Demenz erklären. Eine Taschenbuchseite mit 250 Wörtern können Sie Menschen ohne Demenz in zwei bis drei Minuten vorlesen. Wollen Sie dieselbe Textmenge Menschen mit Demenz näherbringen, müssen Sie nur fürs Erzählen die doppelte Zeit einrechnen. Legen Sie zwischendurch noch eine Pause ein und machen etwas anderes, damit sich der Zuhörer erholen kann, können Sie von einem mehrfachen Zeitbedarf ausgehen.

Halten Sie Blickkontakt

Ideal ist es, sich auf Augenhöhe des Gegenübers zu begeben. Wenn Ihr Zuhörer sitzt, setzen Sie sich zu ihm. Augenkontakt signalisiert Interesse, Angenommensein und Geborgenheit. Allerdings sollten Sie auf das richtige Maß achten. Schauen Sie jemandem dauernd in die Augen, wird er nervös. Schauen Sie zwischendurch auch anderswohin, etwa auf die Nase Ihres Zuhörers oder auf einen Gegenstand, den Sie dabeihaben.

Bereiten Sie Ihr Gegenüber behutsam vor

Viele Menschen mit Demenz sind überfordert, wenn Sie sich von hinten nähern. Besser ist es, wenn Sie Ihren Gesprächspartner von vorn ansprechen. Erklären Sie zuvor, was Sie vorhaben. Und erinnern Sie noch einmal daran. Sagen Sie zum Beispiel: „Das Wetter ist heute so schön. Nachher setzen wir uns in den Garten."

Sprechen Sie deutlich und langsam

Manche Menschen haben das Gefühl, dass sie demente Menschen anbrüllen müssen. Das stimmt nicht. Nicht alle alten Menschen sind zwangsläufig schwerhörig. Damit Sie besser verstanden werden, können Sie aber etwas tiefer sprechen. Tiefere Töne werden im Alter besser wahrgenommen als schrille Töne. Ihre Stimme wird tiefer, wenn Sie aus dem Bauch heraus tief ein- und ausatmen.

Drücken Sie sich einfach, kurz und klar aus

Es gibt Sätze, die ein dementer Mensch nicht versteht: „Wir gehen jetzt auf die Toilette und nach dem Abendessen bringe ich dich ins Bett." Hier ist gleich mehreres missverständlich.

Zuerst: Vorsicht mit dem Wörtchen „wir"! Zu einer Bewohnerin sagte einmal jemand: „Wir gehen auf die Toilette." Daraufhin sagte die demente Frau: „Wieso? Musst du auch aufs Klo?"

Kommunzieren Sie klar. Sagen Sie: „Ich bringe dich auf die Toilette." Nachdem Sie auf der Toilette waren, kündigen Sie an, dass Sie sich jetzt zum Essen setzen. Und nach dem Essen erklären Sie: „Und jetzt bringe ich dich ins Bett." Drücken Sie nur einen Gedanken pro Satz aus. Vermeiden Sie verschachtelte Sätze.

Wiederholen Sie bei Bedarf

Wenn Ihr Gegenüber Sie nicht versteht, wiederholen Sie. Die Wiederholung muss sich nicht plump anhören. Sie können einen Satz auch elegant wiederholen, indem Sie ihn später noch einmal unauffällig einstreuen. Oder Sie wiederholen, indem Sie sich auf einen Gegenstand beziehen. Wenn Sie Ihr Gegenüber zum Trinken auffordern möchten, sagen Sie nicht nur: „Trink bitte einen Schluck." Verständlicher ist es, wenn Sie zugleich auf das Glas zeigen.

Verwenden Sie Gegenstände oder Altbekanntes

Mit Gegenständen kurbeln Sie ein Gespräch an. Sie können damit auch gut auf ein bestimmtes Thema zurückkommen. Menschen mit Demenz hilft es, wenn sie einen Gegenstand betrachten können. Dadurch werden ihre Gedanken gebündelt.

Ein Fotoalbum mit alten Familienbildern kann solch eine Hilfe sein, denn es erinnert an früher. Auch Lieder stoßen Erinnerungen an. Sprichwörter und Redensarten lassen an früher zurückdenken. Wenn sich ein dementer Mensch an verwendete Sprichwörter erinnert, weckt dies in ihm Freude und macht selbstbewusst.

Stellen Sie Fragen

Fragen fördern die Kommunikation. Auch hier ist es wieder wichtig, dass die Fragen klar und einfach gestellt werden. Sie dürfen nicht verschachtelt oder zu umständlich sein. Also fragen Sie nicht: „Sind dir im Laufe deines langen Lebens schöne Lieder begegnet, hast du Lieblingsliedstrophen oder gibt es besondere Volkslieder, die dir gefallen?" Einfacher wäre: „Wie heißt dein Lieblingslied?"

Bei solchen „offenen" Fragen kann der Betroffene zwischen vielen Antwortmöglichkeiten wählen. Wenn offene Fragen zu schwierig sind, können Sie zu geschlossenen Fragen übergehen: „Kennst du das Lied: Großer Gott, wir loben dich?" Darauf kann Ihr Gegenüber mit Ja oder Nein antworten.

Mit gezielten Fragen können Sie insbesondere in frühen Phasen gut über Gedächtnisdefizite hinweghelfen. Zugleich können einfache Fragen in eine andere Richtung lenken, wenn der Betroffene immer wieder das Gleiche erzählt.

Wichtig ist, dass Fragen den dementen Menschen motivieren. Das bedeutet: Er sollte nicht das Gefühl haben, bei einem Verhör zu sein, in dem eine Frage nach der anderen kommt. Zwischen den Fragen braucht der demente Mensch Zeit. Wenn er eine Frage nicht beantworten kann, geben Sie ihm bitte nicht das Gefühl, dass das schlimm ist. Geeignet sind Fragen, die der demente Mensch aus dem Altgedächtnis beantworten kann. Also nach Dingen fragen, die auf dem Stapel angehäufter Lebensschätze eher unten liegen. Fragen, die mit „wer?" „wie?" „wo?" und „was?" eingeleitet werden, sind besonders geeignet, denn sie wecken konkrete Bilder. Fragen, die mit „wann?" beginnen, sind nur bedingt geeignet, etwa wenn sie nach einem fixen Lebensdatum fragen – wie dem Geburtsdatum oder dem Hochzeitstag. Zurückhaltend sollten Sie mit Fragen sein, die mit den Fragewörtern „warum?", „weshalb?" und „wozu?" beginnen. Die Antworten auf solche Fragen verlangen meistens komplexere Erklärungen, die ein dementer Mensch unter Umständen nicht mehr geben kann. Denken Sie beim Fragen immer wieder an den Stapel mit den Scheinen: Die Scheine, die weiter unten liegen, bleiben länger abrufbar. Eine ungeeignete Frage wäre also: „Wann hast du heute zu Mittag gegessen?" Besser ist: „Was hast du als Kind gerne gespielt?"

Wenn Sie beim Fragen ein schlechtes Gefühl oder den Eindruck haben, dass Sie Ihren Angehörigen überfordern, fragen Sie lieber weniger.

Halten Sie Ruhepausen ein

Verschnaufpausen helfen zur inneren Ruhe. Manche Bewohner im Altenheim schlafen ein oder sind überreizt, wenn zu viele Termine oder Gruppen nacheinander stattfinden. Ebenso kann es überfordern, wenn Sie für Ihre Angehörigen zu viele Termine nacheinander organisieren. Wenn sich für den gleichen Nachmittag Besucher, Physiotherapeut und Arzt ankündigen, kann das schon zu viel sein. Vielleicht lässt es sich entspannter planen. Dies hilft Ihrem Angehörigen.

Auch während Sie sprechen, sind Pausen hilfreich. Wenn es im Redefluss eine Pause gibt, hängt der zuletzt gesprochene Satz noch in der Luft. Er schwingt nach. Sagen Sie nicht alles direkt hintereinander. Auch Emma in der letzten Demenzphase konnte mehr Worte des Vaterunsers mitsprechen, wenn ich zwischendurch kurze Pausen einlegte.

Zu viele Worte und Geräusche überfordern die dementen Menschen. Daher ist es auch nicht hilfreich, wenn Ihr Angehöriger den ganzen Tag lang einer Geräuschkulisse ausgesetzt ist. Lassen Sie nicht ständig das Radio oder den Fernseher laufen. Besser ist es, zwischendurch Ruhepausen einzulegen.

Helfen Sie mit Worten aus

Häufig bleiben demente Menschen an einem Begriff hängen, der ihnen nicht einfällt: „Wir waren gerade im … im … im …" An dieser Stelle können Sie ergänzen: „… im Garten." Helfen Sie in solchen Fällen mit Worten aus. Meist wird Ihr Gegenüber dankbar lächeln und sagen: „Ja, im Garten." Danach kann er wieder weitersprechen. Belassen Sie es dann aber auch erst einmal dabei, nur dieses eine Wort vorzusagen. Warten Sie, ob Ihr Gegenüber dann wieder selber weiterspricht. Greifen Sie nicht vor.

Versuchen Sie beruhigend einzuwirken

Wirken Sie beruhigend auf Ihren Angehörigen ein. In der Adventszeit waren im Altenheim zur Dekoration Geschenkpäckchen ausgebreitet. Eine Bewohnerin fing an, dieses Deko-Material auszupacken. Sie war der Meinung, sie befinde sich in ihrem Wohnzimmer und die Päckchen seien für sie. Eine andere Bewohnerin wollte sie abhalten. Daraufhin gerieten die beiden Damen in Streit.

Hier ist wichtig, sich nicht in die Auseinandersetzung hineinziehen zu lassen. Versuchen Sie ruhig zu bleiben. Gehen Sie davon aus, dass der Konflikt bald vergessen ist. Wenn es möglich ist, trennen Sie die beiden Streitenden voneinander.

Überlegen Sie, welches Grundgefühl zugrunde liegt, wenn Ihr Angehöriger ein Geschenk auspackt. Neben Freude und Trauer gibt es Wut, Angst, Furcht, Ekel, Überraschung, Verachtung. Am besten erkennen Sie am Gesichtsausdruck, welches Gefühl jetzt vorherrscht. Fassen Sie es in Worte, wenn Ihr Gegenüber zum Beispiel freudig wirkt: „Wir sind ja alle beschenkt. Uns geht es gut. Wir haben ein Dach über dem Kopf. Und genug zu essen." Häufig wird der demente Mensch darauf sagen: „Ja, das stimmt. Uns geht es gut."

Lassen Sie erzählen

Demente Menschen sind oft angetrieben und haben das Gefühl, mitten im Leben zu stehen. Frauen wollen kochen oder sonstige Aufgaben im Haushalt erledigen. Demente Männer haben manchmal den Eindruck, sie würden gerade ihrer früheren Arbeit nachgehen. Versuchen Sie, solche Unruhe in ein Gespräch zu lenken. Probieren Sie, Ihren Angehörigen zum Reden zu motivieren.

Fragt ein ehemaliger Versicherungsvertreter etwa: „Wo sind die Papiere?", dann können Sie als Angehöriger zurückfragen: „Welche Papiere meinst du denn?" Will die demente Mutter kochen, können Sie sagen: „Verrate mir doch einmal das Geheimrezept für deinen leckeren Braten."

Andersherum kann es auch helfen, wenn Sie dem Betroffenen in so einer Situation Geschichten aus dem Alltag erzählen. Vielleicht kennen Sie nette Alltagsanekdoten von früher. Oder Sie greifen auf ein Vorlesebuch für Menschen mit Demenz zurück. In der Literaturliste am Ende des Buches nenne ich einige davon. Erzählen lenkt ab und regt die Fantasie an. Geschichten geben einladende Impulse, ohne dass sie mit erhobenem Zeigefinger daherkommen. Jesus Christus hat auch viele Geschichten erzählt, die wir bis heute nacherzählen.

Setzen Sie schriftliche Reize ein

Begriffskarten und schriftliche Reize unterstützen die Kommunikation. Wollen Sie gezielt über ein Thema sprechen, bringen Sie Begriffskarten mit. Eine Karte – ein Begriff. Wenn es das Thema Glaube ist, kann auf diesen Karten etwa stehen: „Glaube", „Gnade", „Jesus Christus", „Bibel", „Gott", „beten", „Vergebung", „heilig", „Ewigkeit", „Kirche", „Gemeinde", „Kerze", „Altar", „Pfarrer", „Kommunion" oder „Konfirmation".

An einem Karfreitag habe ich für meine Andacht im Altenheim einmal einige Bibelverse auf Papier ausgedruckt. Es waren die Worte, die Jesus am Kreuz gesprochen hat:

„Es ist vollbracht."

„In deine Hände befehle ich meinen Geist."

„Mein Gott, warum hast du mich verlassen?"

Die Buchstaben waren jeweils sehr groß geschrieben. Ich hielt das Blatt den Teilnehmern in angenehmer Leseentfernung vor die Augen und zeigte mit dem Finger jeweils dahin, wo die Bewohner nun lesen sollten. Das Ergebnis: Bei vielen Bewohnern war ich verblüfft, dass sie so viele Worte lesen konnten.

Verwenden Sie zentrale Begriffe.

Häufig können Menschen mit Demenz gut abgeholt werden, wenn Sie Verben benutzen: Die Frau – spaziert. Der Hund – bellt. Wiederholen Sie Zentralbegriffe. Verständlich sind vor allem Verben („er steht", „sie geht"), aber auch Hauptwörter („Bett", „Eimer", „Haus"). Führen Sie dadurch Ihr Gegenüber wieder zum Thema zurück.

Beachten Sie Sprachveränderungen

Es ist interessant zu beobachten, wie sich die Sprache verändert. Als sich der Wortschatz der heute älteren Menschen gefestigt hat, benutzte man manche Wörter, die heute eher unüblich sind, zum Beispiel „Lümmel"; damit war ein Lausbube gemeint. Oder „dufte"; heute würde man „spitze" oder „prima" sagen. Nach dem Zweiten Weltkrieg war auch das Wort „Persilschein" gängig. Zu dieser Zeit wurden viele verdächtigt, an den üblen Taten der Nazis beteiligt gewesen zu sein. Eine Person galt als rein gewaschen, wenn sie von einem ehemaligen Opfer oder Gegner des Naziregimes entlastet wurde. Diese Person bekam dadurch einen „Persilschein". Solche und weitere Begriffe verwendet heute niemand mehr.

Umgekehrt gibt es heute Wörter, die ein dementer Mensch nicht mehr versteht; etwa Begriffe aus dem englischsprachigen Raum wie „cool". Auch andere Worte wie „toll" haben einen Bedeutungswandel mitgemacht. Heute will man mit toll sagen: Das war „super". Früher war „toll" aber kein Kompliment. Es bedeutete: Jemand ist verrückt.

Sie können alleine oder mit Ihrem dementen Angehörigen einmal einen alten Film anschauen. Beispielsweise Klassiker mit Heinz Rühmann, Heinz Erhard oder Theo Lingen. Sie werden dabei vielleicht Sprachveränderungen bemerken – oder dass manches früher ganz anders war als heute. Wenn Sie sich hin und wieder einen solchen Film ansehen, bekommen Sie ein Gespür für die Zeit, in der Ihr Angehöriger aufgewachsen ist, gearbeitet hat – und in der er in Gedanken jetzt lebt.

Setzen Sie Berührungen gezielt ein

Berührungen sagen mehr als Worte. Viele demente Menschen sind über Berührungen besser zu erreichen als über Worte. Besonders in späteren Phasen der Demenz ist das der Fall. Das bedeutet aber nicht, dass Sie den Betroffenen ständig umarmen müssen. Es gibt auch andere, beiläufige Berührungen: Sie können im Vorbeigehen die Hand auf die Schulter des Betroffenen legen. Oder über den Handrücken streichen. Lehnen Sie sich Rücken an Rücken und atmen Sie im gleichen Rhythmus.

Aber Vorsicht: Kein Mensch wird nur aufgrund seiner Demenz zum berührungsbedürftigen Wesen. Manche Menschen möchten wenig oder gar nicht berührt werden. Achten Sie auf die Signale Ihres Gegenübers. Weicht die Person zurück, wenn Sie sich ihr nähern? Wird sie unruhig?

Emil freut sich meistens, wenn ich ihm die Hand halte. Aber es gibt Tage, da lässt er es nicht zu und wird ärgerlich. Mit der Zeit habe ich verstanden, dass es solche und andere Tage gibt. Und wenn ich mir unsicher bin, komme ich Emil lieber nicht zu nahe. Halten Sie im Zweifelsfall lieber zu viel Abstand als zu wenig.

Achten Sie auf einen festen Tagesrhythmus

Ein fester Tagesrhythmus hilft Menschen mit Demenz. Der Betroffene selbst bringt Zeiten durcheinander. Er steht nachts auf und lässt die Waschmaschine laufen. Vielleicht finden Sie Wege, um ihn darin zu unterstützen, einen gesunden Tag-Nacht-Rhythmus aufrechtzuerhalten.

Möglicherweise trinkt er abends gern ein Glas heiße Milch. Oder es beruhigt ihn, wenn er zum Einschlafen klassische Musik hört. Möglicherweise hilft es, wenn er morgens zu Gymnastikübungen angeleitet wird. Wenn Sie mit Ihrem Angehörigen etwas machen möchten, wobei er sich besonders konzentrieren muss, wählen Sie am besten den späten Vormittag. Da ist die Aufmerksamkeit am größten.

Weitere praktische Tipps zur Kommunikation finden Sie in dem gut lesbaren Standardwerk „Mit dementen Menschen richtig umgehen: Validation für Angehörige" von Vicki de Klerk-Rubin. Etwas anspruchsvoller, aber ebenfalls lohnenswert ist der Ratgeber „Richtig sprechen mit dementen Menschen" von Friederike Leuthe.

Teil 3

Gemeinsame Zeit sinnvoll gestalten

Die Tage werden lang für Menschen, die keine Beschäftigung haben. Für die alte Frau, die nach dem Tod ihres Mannes plötzlich alleine lebt. Für den dementen Mann im Pflegeheim, der nur selten Besuch bekommt. Es ist ein wertvoller Dienst, wenn Sie Zeit haben für Menschen mit Demenz. Sie brauchen sich zunächst inhaltlich gar nichts vorzunehmen. Sie können demente Menschen in dem Wissen besuchen: Ich will jetzt Zeit haben für diese Person. Ich möchte ihr Gottes Liebe weitergeben. Ich wurde selbst so reich beschenkt, davon will ich dem anderen etwas schenken. Das Weitere ergibt sich von selbst.

In diesem Teil gebe ich einige Anregungen, was Sie gemeinsam machen können. Hilfreich ist es, wenn Sie sich fragen: Was interessiert mein Gegenüber? Was waren seine Hobbys? Wo hat er Fähigkeiten entwickelt? Was kann er noch?

Versuchen Sie, Alltagsfähigkeiten zu erhalten

Im Laufe einer Demenz gehen die Fähigkeiten nach und nach verloren. Folglich wird ein dementer Mensch mit der Zeit auch verlernen, wie man Kaffee kocht oder wie man das Fernsehgerät einschaltet. Üben Sie solche Dinge spielerisch.

Üben Sie gemeinsam, wie man Kartoffeln schält. Kochen Sie zusammen Kaffee. Zeigen Sie, wie man den Schlüssel im Türschloss umdreht.

Erklären Sie Ihrem dementen Angehörigen Schritt für Schritt, wie er das Radiogerät bedienen muss: „Jetzt steckst du den Stecker in die Steckdose. Dann drückst du auf den Knopf an der Seite. Und jetzt kannst du an diesem Knopf an der Seite lauter drehen."

Lassen Sie Ihre Mutter in der Küche mithelfen und schnippeln Sie gemeinsam Gemüse. Wenn Ihr Vater immer gerne gelesen hat, lassen Sie sich von ihm einen Satz aus der Zeitung vorlesen und wiederholen Sie diesen in anderen Worten. Üben Sie gemeinsam, wie man Kartoffeln schält. Kochen Sie zusammen Kaffee. Zeigen Sie, wie man den Schlüssel im Türschloss umdreht. Lassen Sie sich dafür viel Zeit und stellen Sie Ihren Angehörigen nicht unter Erfolgsdruck. Manchmal wird er etwas nicht können. Am anderen Tag läuft es wieder umso besser.

Strukturieren Sie den Alltag durch die Mahlzeiten

„Sodele, jetzt schabe ich noch die Spätzle." Rita aus dem Schwabenland freut sich sichtlich. Sie hat zwar Demenz, aber wenn sie Spätzle schaben kann, lacht das Schwabenherz und sie wirkt plötzlich wieder geistig fit wie eh und je. Rita lebt in einem Altenheim. Sie wird dort ins Kochen einbezogen und erlebt dadurch Sinn.

Nicht nur Kochen ist eine wichtige Alltagsaktivität. Auch das Essen. Wenn Sie mit einem dementen Menschen zusammen essen, nehmen Sie gegenseitig am Leben teil. Außerdem strukturieren Mahlzeiten den Tagesablauf. Dafür ist es wichtig, die Mahlzeiten regelmäßig einzunehmen und während des Essens auf eine angenehme und spannungsfreie Umgebung zu achten.

Gemeinsames Kochen und Essen bedeutet, am Leben teilzunehmen.

Für Ritas Angehörige ist klar: „Rita hat immer gern gekocht. Zu Hause haben wir sie einbezogen – und sie war glücklich. Dann musste sie in ein Altenheim umziehen. Wir haben eines gesucht, in dem sie in der Küche mithelfen konnte, soweit sie wollte."

Mit Musik geht alles besser

Wie schon erwähnt, haben viele Menschen mit Demenz großen Spaß daran, wenn sie gemeinsam singen können. In dieser Generation sind die alten Volkslieder noch bekannt. Zum Beispiel: „Kein schöner Land in dieser Zeit". Viele Volkslieder haben auch einen geistlichen Inhalt und bringen etwa das Staunen gegenüber Gottes Schöpfung zum Ausdruck. Auch in Kirchengesangsbüchern können Sie altbekannte Lieder entdecken. Wenn Sie akustische Unterstützung brauchen, besorgen Sie sich CDs mit den entsprechenden Liedern. Versuchen Sie einfach mitzusingen. Denkbar ist auch, ein Lied gemeinsam zu pfeifen oder zu summen.

Hat Ihr Angehöriger einmal ein Musikinstrument gespielt? Dann lassen Sie ihn auf dem Akkordeon oder auf seiner Mundharmonika vorspielen, wenn er das möchte. Wichtig ist dabei zu signalisieren, dass es nicht unbedingt richtig sein muss. Nein, auch schräge Töne können Spaß machen und Gott loben.

Schlagen Sie zur Musik gemeinsam mit den Fingern im Takt auf den Tisch. Wippen Sie im Rhythmus der Musik mit den Füßen. Legen Sie ein Tänzchen ein – und wenn es auch nur ein Sitztanz ist. Seien Sie kreativ und machen Sie gymnastische Übungen, die zur Musik passen.

Machen Sie gymnastische Übungen, die zur Musik passen.

Wenn Ihr Angehöriger volkstümliche Musik liebt und Sie ihm geistlich etwas weitergeben möchten, könnten ihm die Kirchen- und Gesangslieder von Bianca App & der Oberpfälzer Grenzgangmusik gefallen. Eine CD, auf der geistliche Lieder arrangiert sind, heißt „Vom Morgen bis zum Abend". Auch Glockenläuten finden Sie auf dieser CD, was je nach Situation ansprechen kann. Menschen, die aus einer evangelikal-pietistischen Glaubenstradition stammen, gefällt vielleicht eher die CD „Vergiss nicht zu danken". Kirchenlieder rund ums Kirchenjahr sind auf der Doppel-CD von Irene Oppel. Sie sind extra langsam aufgenommen; die erste Strophe wird jeweils vorgesungen.

Beziehen Sie das Jahr mit ein

Mit dem Ablauf des Jahres sind viele Erinnerungen verbunden, die auch in einer späteren Phase der Demenz noch abrufbar sind. Dies gilt für das Kirchenjahr und für die verschiedenen Jahreszeiten. Singen Sie Lieder oder lesen Sie Liedtexte vor, die zum Kirchenjahr bzw. zur Jahreszeit passen. Sammeln Sie im Frühjahr einen Blumenstrauß. Trinken Sie gemeinsam ein Glas Wasser, wenn es im Sommer heiß ist. Warum nicht im Herbst das Zimmer mit bunten Blättern dekorieren oder eine kleine Schale mit Kastanien füllen? Greifen Sie gemeinsam hinein und fühlen Sie, wie glatt die Oberfläche ist. Im Winter können Sie eine Schüssel mit Schnee ins Haus holen und sogar einen kleinen Schneemann bauen.

Bauen Sie Rituale ein

Ein Ritual ist eine wiederkehrende Handlung. Wenn Sie morgens immer auf den Balkon gehen und tief durchatmen, ist das ein Ritual. Oder wenn Sie vor dem Schlafengehen überprüfen, ob alle Fenster geschlossen sind. Rituale geben Sicherheit, denn sie laufen „automatisch" und immer gleich ab. Auch demente Menschen haben Rituale, die nach einem festen Schema ablaufen.

Rituale geben Sicherheit, denn sie laufen „automatisch" und immer gleich ab.

Erna kämmt sich vor jeder Mahlzeit die Haare. Karl-Heinz resümiert immer, nachdem er auf der Toilette war: „Ende gut. Alles gut." Solche Rituale können Sie unterstützen. Sie vermitteln Sicherheit. Der demente Mensch erlebt das Gefühl: „Ich kann noch was. Ich weiß, wie das funktioniert. Da brauche ich keine Hilfe."

Es gibt auch zahlreiche geistliche Rituale, die Sie in den Alltag einstreuen können. Selbst bei dementen Menschen kann sich ein Ritual mit der Zeit verfestigen, mit dem sie erst im Laufe der Demenz begonnen haben. Versuchen Sie es doch einmal mit christlichen Ritualen.

Ein schönes Ritual ist zum Beispiel das gemeinsame Tischgebet vor den Mahlzeiten. Sie können morgens einen Bibelvers vorlesen – aus den Losungen oder einem Kalender. Abends können Sie regelmäßig gemeinsam eine Kerze anzünden und ein kurzes Gebet sprechen, in dem Licht vorkommt: „Herr, du bist mein Licht und mein Heil." (Aber Vorsicht: Demente Menschen nie mit einer brennenden Kerze unbeaufsichtigt lassen!) Sie können etwas Öl auf die Fingerspitzen nehmen, Ihrem Gegenüber ein Kreuz auf Stirn und Brust andeuten und sagen: „Im Namen des Vaters, des Sohnes und des Heiligen Geistes. Amen."

Auch gemeinsames Singen kann zu einem festen Ritual im Alltag werden. Viele demente Menschen mögen Reime und freuen sich, wenn sie ein Gedicht hören. Es darf ruhig jeden Tag das gleiche sein.

Überfrachten Sie den Alltag aber auch nicht mit zu vielen Ritualen. Greifen Sie eines heraus, das Ihnen und Ihrem Angehörigen gefällt. Integrieren Sie dieses in den Alltag. Wenn es zu einer festen Routine geworden ist, überlegen Sie, ob Sie ein weiteres Ritual einbauen möchten.

Biblische Redensarten

Redensarten haben einen ähnlichen Effekt wie Rituale: Die dementen Menschen hören den Anfang – dann merken sie: „Aha, das kenne ich." Und schon sagen sie den Rest auf. Der 87-jährige Edwin sagte, nachdem er einige Redensarten richtig ergänzt hatte: „Komisch, was man alles weiß."

Sie lesen zum Beispiel vor: „Stell dein Licht nicht ..." Falls die Redensart weniger bekannt ist oder die Demenz weiter fortgeschritten ist, lesen Sie noch ein Stück weiter: „Stell bloß dein Licht nicht (unter den) ..." Ihr Gegenüber ergänzt: „... unter den Scheffel."

Lassen Sie mehrere Redensarten hintereinander raten; häufig steigern sich die Zuhörer mit der Zeit. Wenn Sie sich inmitten einer Gruppe von mehreren dementen Menschen befinden, ist es sinnvoll, sich erst einmal auf eine Person zu konzentrieren. Dann auf eine andere.

Hier einige Redensarten aus der Bibel, die in unserem Sprachgebrauch zu geflügelten Worten geworden und daher bestens bekannt sind. Probieren Sie es einmal aus.

Rund ums Paradies

- Das sind paradiesische ... Zustände / Verhältnisse.
- Das ist ein Garten ... Eden.

- Im Schweiße meines … Angesichts.
- Jenseits von … Eden / Gut und Böse.

Körperteile
- Er lebt auf großem … Fuß.
- Er schüttelt den Staub von den … Füßen.
- Von Angesicht zu … Angesicht
- Er sieht nicht den Balken im eigenen … Auge.
- Er streut sich Asche aufs … Haupt.
- Das wächst mir über den … Kopf.

Im Hellen und im Dunkeln
- Er schläft den Schlaf des … Gerechten.
- Er tappt im … Dunkeln.
- Was geht ihm auf? Ihm geht ein … Licht auf.

Natur und Naturgewalten
- Nach uns die … Sintflut.
- Er schickt ihn in die … Wüste.
- Das fällt auf fruchtbaren … Boden.

Begriffe, die zusammengehören
- Vom Saulus zum … Paulus.
- Da gehts zu wie in Sodom und … Gomorrha.
- Er fängt an bei Adam und … Eva.
- Männchen und … Weibchen.
- Er geht in Sack und … Asche.
- Sie setzt Himmel und Erde (Hölle) in … Bewegung.
- Er weiß nicht mehr, wo rechts oder … links ist.
- Er schwitzt Blut und … Wasser.
- Das ist das A und … O.

Falsche Redensarten: Was stimmt hier nicht?

- „Hochfall kommt vor dem Mut." Stimmt das? Nein.
  Richtig ist: „Hochmut kommt vor dem Fall."
- „Er trägt eine Sau auf Händen." Stimmt das? Nein.
  Richtig ist: „Er trägt seine Frau auf Händen."
- „Alles Gute kommt vom Himmel." Stimmt das? Nein.
  Richtig ist: „Alles Gute kommt von oben."
- „Er kommt auf keinen grünen Baum." Stimmt das? Nein.
  Richtig ist: „Er kommt auf keinen grünen Zweig."

Zwei Redensarten in einer:
Welche Aussprüche haben sich hier vermischt?

- „Sie sind ein Herz und eine Niere." Sagt man das so?
  Nein, man sagt: „Sie sind ein Herz und eine Seele."
  Oder man sagt: „Sie prüft etwas auf Herz und Nieren."
- „Auge um Auge. Mark und Bein." Sagt man das so?
  Nein, man sagt: „Auge um Auge, Zahn um Zahn."
  Oder man sagt: „Das geht mir durch Mark und Bein."
- „Ich wasche meine Hände im Sand am Meer." Sagt man das so?
  Nein, man sagt: „Ich wasche meine Hände in Unschuld."
  Oder man sagt: „Er hat Geld wie Sand am Meer."
- „Er tappt im siebten Himmel." Sagt man das so?
  Nein, man sagt: „Er tappt im Dunkeln."
  Oder man sagt: „Sie ist (schwebt) im siebten Himmel."

Bei den folgenden Redensarten ist etwas
durcheinandergekommen. Wie heißt sie richtig?

- „Das ist ein Siegel mit sieben Büchern." Nein, das ist nicht richtig.
  Man sagt: „Das ist ein Buch mit sieben Siegeln."
- „Denn sie tun nicht, was sie wissen." Nein, das ist nicht richtig.
  Man sagt: „Denn sie wissen nicht, was sie tun."

- „Das Fleisch ist geistig, doch der Wille ist schwach." Nein, das ist nicht richtig.
  Man sagt: „Der Geist ist willig, doch das Fleisch ist schwach."
- „Das ist das Übel aller Wurzeln." Nein, das ist nicht richtig.
  Man sagt: „Das ist die Wurzel allen Übels."

Redensarten falsch herum: Erst hinten, dann vorne
- „Gott lenkt, aber der Mensch denkt." Moment mal!
  Das sagt man doch andersrum: „Der Mensch denkt, Gott lenkt."
- „Selbst hineinfällt, wer andern eine Grube gräbt." Moment mal!
  Das sagt man doch andersrum: „Wer andern eine Grube gräbt, fällt selbst hinein."
- „Selig wird, wer's glaubt." Moment mal.
  Das sagt man doch andersrum: „Wer's glaubt, wird selig."
- „Unter den Scheffel stellt er sein Licht." Moment mal.
  Das sagt man doch andersrum: „Er stellt sein Licht unter den Scheffel."

Und nun noch einige Worte aus der Bibel, mit denen man auf die wichtigen geistlichen Themen kommen kann. Also Schuld, Vergebung und die Beziehung zwischen Gott und dem Menschen. Sie können auch mit wenigen persönlichen Worten erklären, was das für Sie bedeutet: „Jesus sagt: Ich bin das Licht der Welt. Darauf vertraue ich. Gott macht meinen Weg hell."

Zusagen aus der Bibel:
- Befiehl dem Herrn deine … Wege.
- Bittet und ihr werdet … empfangen.
- Wer von euch ohne Sünde ist, der werfe den ersten … Stein.
- Deine Sünden sind dir … vergeben.
- Jesus sagt: Kommt her zu mir alle, die ihr mühselig und … beladen seid.

- Alle eure Sorge werft auf den … Herrn.
- Danket dem Herrn, denn er ist … freundlich.
- Alles, was Odem hat, lobe den … Herrn.
- Die Letzten werden die … Ersten sein.
- Jesus sagt: Ich bin das Brot des … Lebens.
- Jesus sagt: Ich bin das Licht der … Welt.
- Jesus sagt: Ich bin der Weg, die Wahrheit und das … Leben.

Sie können auch andere Redensarten nehmen, die Ihr dementer Angehöriger kennt, und daraus eine Geschichte bauen. Das macht Spaß – auch wenn die Handlung zwischendrin mal holpert. Zum Beispiel:

Nehmen Sie Redensarten und basteln daraus eine Geschichte.

Gestern war ich in der Stadt. Ich wollte in die Kirche. Ich hatte einen Stadtplan dabei. Aber der war mir ein *Buch mit sieben Siegeln*. Ich bin *von Pontius nach Pilatus* gelaufen. Dann habe ich jemanden gefragt: „Guten Morgen, wo geht es denn hier zur Kirche?" Er sagte: Die ist in einem ganz anderen Viertel. Das war für mich eine *Hiobsbotschaft*. Aber: *Kommt Zeit, kommt Rat*. Und dann kam auch schon ein Bus. Und ich konnte mitfahren bis zur Kirche. Da habe ich gedacht: *Besser ein Ende mit Schrecken, als ein Schrecken ohne Ende*.

Versuchen Sie mal, mit einigen der folgenden Redensarten eine Geschichte zusammenzubasteln:
- Alles zu seiner … Zeit.
- Sie nimmt es sich zu … Herzen.
- Er erkennt die Zeichen der … Zeit.
- Es ist ein zweischneidiges … Schwert.
- Er frisst etwas in sich … hinein.
- Und ward nicht mehr ge- …sehen.
- Er verpasst ihr einen Denk- …zettel.

- Er ist unter die Räuber ge- …fallen.
- Er ist ein verlorener … Sohn.

Geschichten und Andachten vorlesen

Ein Schwerpunkt meiner Arbeit mit dementen Menschen besteht darin, ihnen Geschichten zu erzählen oder vorzulesen. Verschiedene Aspekte zu diesem Thema klingen an anderen Stellen in diesem Ratgeber bereits an. Hier möchte ich es noch einmal praktisch auf den Punkt bringen. Nachfolgend vier Texte. Diesen werde ich einige praktische Tipps anfügen.

Erste Geschichte:
Die fleißige Gärtnerin

Karla liebt es, wenn sie draußen im Garten arbeiten kann. Sie gräbt um, hackt die Erde, pflanzt Radieschen und jätet Unkraut. Das ist ganz schön anstrengend. Aber Karla steht da, auf den Spaten gestützt, und lächelt: „Ach, ich liebe es, wenn ich im Herbst eigenes Gemüse essen kann." Und wirklich: Karla erntet jede Menge: Gurken, Rote Bete, Lauch, Tomaten, Erbsen und Zucchini.

Aber damit noch nicht genug. Karla hat auch viele Blumen im Garten: Tulpen, Margeriten, Rosen und Dahlien. Bei Karla gedeiht alles prächtig. Wie sagt man so schön: Sie hat einen grünen … Daumen.

Aber – so viel Mühe Karla sich auch gibt: Der größte Gärtner ist Gott. Er schenkt die Sonne, die es zum Wachstum braucht. Gott schenkt den Regen. Karla kann nur den Samen in die Erde drücken. Und dann abwarten, was passiert. Karla braucht Gottes Segen, damit aus ihren Pflanzen etwas wird. Wie sagt man so schön: „An Gottes Segen ist alles … gelegen."

Gott aber hat die ganze Welt aus dem Nichts geschaffen. Wenn wir schon über einen schönen Garten staunen: Wieviel mehr können wir über Gott staunen. Er ist – wie wir im Glaubensbekenntnis sagen – „der Schöpfer des Himmels und der Erde".

In einem Gebet heißt es über Gott: „Licht ist dein Kleid, das du anhast. Du breitest den Himmel aus wie einen Teppich." In der Bibel steht: „Unser Gott ist im Himmel; er kann schaffen, was er will." Und wenn Gott sich schon um jede einzelne Blume kümmert – wieviel mehr kümmert er sich dann um Karla und um jeden einzelnen Menschen. Jeder Mensch ist für Gott sehr wertvoll. Auch du und ich!

Die Bibelstellen können Sie nachlesen in Psalm 104,2 und Psalm 115,3.

Diese Geschichte versucht, ein bekanntes Thema mit einem geistlichen Anliegen zu verbinden: Viele Menschen mit Demenz haben früher im Garten gearbeitet. Hier wird der Gedanke deutlich, dass wir ja nichts selber wachsen lassen können, sondern dass alles Wachstum in Gottes Hand liegt.

Mit dieser Geschichte können Sie an das Glaubensbekenntnis anknüpfen, wo es heißt: „Ich glaube an Gott … den Schöpfer des Himmels und der Erde." Vielleicht möchten Sie anschließend das Glaubensbekenntnis zusammen sprechen.

Auch auf Psalm 104 aus der Bibel – das klassische Erntedankgebet – lässt sich diese Geschichte beziehen. Sie können einige Verse daraus vorlesen. Hier die ersten drei Verse:

Bringen Sie eine Kiste mit Obst oder Gemüse mit. Staunen Sie gemeinsam darüber, wie bunt die verschiedenen Früchte aussehen. Riechen Sie an einem Apfel.

„Lobe den Herrn, meine Seele! Herr, mein Gott, du bist sehr herrlich; du bist schön und prächtig geschmückt. Licht ist dein Kleid, das du anhast. Du breitest den Himmel aus wie einen Teppich; du baust deine Gemächer über den Wassern. Du fährst auf den Wolken wie auf einem Wagen und kommst daher auf den Fittichen des Windes …"

Wenn möglich, bringen Sie eine Kiste mit Obst oder Gemüse mit. Staunen Sie gemeinsam darüber, wie vielseitig und bunt die verschiedenen Früchte aussehen. Hören Sie auf das Geräusch, wenn Sie eine Karotte auseinanderbrechen. Riechen Sie an einem Apfel. Probieren Sie zusammen, wie Schnittlauch schmeckt. Tasten Sie gemeinsam an der rauen Schale einer Kartoffel.

Eine schöne Beschäftigung im Zusammenhang mit dieser Geschichte kann auch sein, dass Sie zusammen aufzählen:
- Was wächst denn alles am Baum?
  Verschiedene Obstsorten wie Birnen, Zwetschgen und Kirschen.
- Welche Gemüsesorten gibt es?
  Gurken, Rote Beete und Erbsen.
- Sie können auch Ratespiele daraus machen: Welcher Begriff passt *nicht* in diese Reihe? Was wächst *nicht* im Garten?
  Erdbeeren, Heidelbeeren, *Marmorkuchen*, Stachelbeeren.
- Welches Werkzeug benutzt man *nicht* im Garten?
  Gartenschere, *Taschenrechner*, Rechen, Hacke.
- Sie können auch gemeinsam Redensarten erraten, die zum Thema „Garten und Ernte" passen.

Zweite Geschichte:
Herr Franke und die Schranke
Herr Franke hat einen alten Beruf: Er ist Schrankenwärter.

Ein Schrankenwärter arbeitet bei der Bahn. Er sitzt am Bahnübergang in einem Häuschen. Dann muss er gut aufpassen: Wenn der Zug kommt, kurbelt Herr Franke vorher die Schranke herunter. Und danach dreht er sie wieder hoch.

Herr Franke sagt: „Ich drehe immer munter die Schranke rauf und runter."

Heute ist aber etwas passiert – da wäre es fast zu einem Unfall gekommen. Herr Franke sitzt am Bahngleis in seinem Wartehäuschen. Der Geruch nach Diesel und kalten Abgasen liegt in der Luft. Herr Franke weiß: Gleich kommt der Zug. Und wie immer sagt er: „Ich drehe immer munter die Schranke rauf und runter."

Aber in diesem Moment kommt Frau Müller vorbei. Frau Müller ist Herrn Frankes Nachbarin. Sie sagt: „Guten Tag, Herr Franke, wissen Sie schon das Neueste?"

„Nein." Herr Franke weiß es noch nicht. „Was gibt's denn Neues?", will er wissen. Und schon reden sie und reden. Herr Franke vergisst dabei alles um sich herum. Auch dass er jetzt die Schranke herunterdrehen soll.

Plötzlich rattert es. Herr Franke zuckt zusammen: Der Zug kommt. Er schaut zum Bahnübergang: „O nein! Die Schranke ist ja noch oben!"

Auf der Straße kommt ein Auto angefahren. Ein VW Käfer. Herr Franke springt so schnell er kann aus seinem Häuschen. Er rennt zu dem Bahnübergang und winkt mit beiden Armen. Er schreit: „Stopp! Anhalten!"

Das Auto bremst – gerade noch rechtzeitig. Die Reifen quietschen. Kurz vor dem Bahnübergang kommt der Wagen zum Stehen.

„Gott sei Dank", sagt Herr Franke. „Gott sei Dank."

So vieles kann in unserem Alltag passieren, was wir nicht im Griff haben. Ein Unfall. Ein Sturz. Ein Streit. Wir können Gott so oft danken, wenn alles gut gegangen ist. Das ist gar nicht selbstverständlich.

Menschen mit Demenz bewegen sich in Gedanken oft in der Vergangenheit und haben das Gefühl, dass sie einen Haushalt oder ihren Beruf bewältigen müssen.

In dieser Geschichte habe ich versucht, altbekannte Themen wie „Berufsleben", „Arbeit", „Reisen" und „Bahnfahren" mit dem Thema „Dankbarkeit" zusammenzubringen. Hier zeigt sich auch, dass Geschichten für demente Zuhörer nicht immer in der Welt alter Menschen spielen müssen. Man braucht nicht überall eine Zahnprothese und einen Rollator einzubauen, damit sich der Zuhörer darin wiederfindet. Denn Menschen mit Demenz bewegen sich in Gedanken oft in der Vergangenheit und haben das Gefühl, dass sie einen Haushalt oder ihren Beruf bewältigen müssen.

Viele Verse in der Bibel rufen zur Dankbarkeit auf. Zum Beispiel Psalm 106,1: „Halleluja! Danket dem Herrn, denn er ist freundlich, und seine Güte währet ewiglich." Sie können die Geschichte auf solch einen Vers beziehen oder auch einen Abschnitt aus der Bibel dazu vorlesen.

Vielleicht haben Sie selbst einmal eine ähnliche Situation wie Herr Franke in dieser Geschichte erlebt. Eine Situation, in der Sie vor Schlimmerem bewahrt wurden. Oder kennen Sie ein solches Ereignis aus dem Leben Ihres Angehörigen? Dann kommen Sie darauf zu sprechen.

Auch ein Dankgebet in eigenen Worten würde gut zu dieser Geschichte passen: „Danke, Gott, dass du bei mir bist. Gestern bin ich gestürzt. Aber du hast deine Hand über mir gehalten. Nichts ist passiert. Dafür danke ich dir."

Oder: „Danke, Gott, dass du liebe Menschen um mich gestellt hast, die sich um mich kümmern. Mein Ehepartner. Die Schwester vom Pflegedienst. Und auch meine Nachbarin schaut hin und wieder vorbei. Das ist alles nicht selbstverständlich. Vielen Dank."

Sie können auch eine Strophe von einem Danklied singen oder vorlesen, etwa: „Danke für diesen guten Morgen." Oder: „Nun danket alle Gott."

Die Eisenbahn ist ein wunderbares Thema für Geschichten. Früher war dort vieles anders als heute. Es gab noch Dampfloks. Ein Heizer schaufelte Kohlen im Maschinenraum. Wollte man jemanden innerhalb des Bahnhofs am Bahnsteig abholen, musste man dafür eine Bahnsteigkarte lösen. Regen Sie Gespräche dazu an. Hat die Lok geraucht und gepfiffen?

Weitere Geschichten und Andachten, Redensarten und Rätsel, Gymnastikgeschichten und praktische Tipps finden Sie in meinen Büchern:

„Frau Krause macht Pause" und „Frau Janzen geht tanzen" (siehe Literaturliste am Ende). Aus diesen beiden Büchern folgt hier jeweils noch eine kleine Geschichte als Kostprobe:

Dritte Geschichte:
Frau Hase, fall nicht auf die Nase!

Tipp: Bringen Sie Fotos mit, die früher im Winter entstanden sind. Schauen Sie sich diese an, bevor oder nachdem Sie die Geschichte vorgelesen haben.

Hanna Hase lebte alleine zu Hause. Weil sie nicht mehr kochen konnte, ging sie ins Restaurant „Lindenhof" zum Mittagessen. Sie bekam dort immer das Tagesgericht.

Eines Tages im Winter klingelte ihr Telefon. Die Tochter war dran: „Guten Morgen, Mama. Draußen ist es sehr glatt heute. Bitte geh nicht raus. Sonst fällst du noch auf die Nase, Frau Hase."

Hanna Hase nickte: „Danke, dass du mich gewarnt hast. Natürlich, dann bleibe ich zu Hause. Nicht, dass ich mir noch etwas breche."

Als Hanna das Telefon aufgelegt hatte, erschrak sie: „Ich muss doch im Restaurant Bescheid sagen. Die kochen ja jeden Tag für mich." Hanna wühlte in ihren Schubladen. Die alte Frau kramte zwischen Zetteln und Notizbüchern. Aber sie fand keine Telefonnummer.

Schließlich zuckte sie mit den Achseln: „Ach was. Das Restaurant ist gar nicht so weit weg. Da kann ich doch rasch zu Fuß hin und Bescheid geben."

Also schnürte sie sich die Stiefel. Und dann spazierte sie zum Restaurant „Lindenhof". Ein eisiger Wind blies ihr ins Gesicht. Hanna schlotterte und zog ihren Schal eng um den Hals. Einmal wäre sie beinahe ausgerutscht.

Als Frau Hase schließlich im Restaurant ankam, rief sie: „Herr Wirt, ich wollte nur Bescheid sagen: Ich komme heute nicht zum Essen. Es ist mir zu glatt draußen. Deshalb will ich mein Mittagessen abmelden."

Noch bevor der Wirt antworten konnte, hatte Hanna sich umgedreht und war auf dem Weg nach draußen. Auf der glatten Straße spazierte sie wieder nach Hause.

Wie gut, dass Hanna nichts passiert ist.

(Aus: Frau Janzen geht tanzen. Fröhliche Geschichten für Menschen mit Demenz)

Vierte Geschichte:
Gott sucht keine Socken

Tipp: Nehmen Sie vorher gemeinsam die frisch gewaschenen Socken von der Wäscheleine und suchen die passenden Paare zusammen.

Hilde hat heute großen Waschtag. Gerade holt sie einen Korb Socken aus der Waschmaschine. Sie hängt alle Socken an die Leine. Dabei sortiert sie die Strümpfe schon paarweise zusammen. Aber irgendetwas stimmt nicht. Sie hat doch zehn Paar Socken gewaschen! Zehn Paar Socken, das sind insgesamt zwanzig einzelne Socken. Aber Hilde findet nur neunzehn Strümpfe.

Hilde sagt: „Ich bin mir ganz sicher, dass ich zehn Paar in die Maschine getan habe. Zwanzig Stück." Aber einer fehlt. Strumpf Nummer neunzehn hängt einsam und alleine an der Leine. Sein Gegenstück ist weg. Es ist ein roter, selbst gestrickter Wollstrumpf mit zwei weißen Streifen.

Liegt er vielleicht noch im Wäschekorb? Oder ist er in der Waschmaschine geblieben? Hat er sich im Schrank versteckt? Hilde sucht und sucht. Hinter der Maschine ist er auch nicht. Ob sie ihn im Treppenhaus verloren hat? Nein, auch dort liegt kein Strumpf. Er scheint wie vom Erdboden verschluckt.

Bisher hat Hilde aber stets alle Socken wiedergefunden. Es gibt also keinen Grund, sich verrückt zu machen. Sicher wird sie auch den roten Strumpf mit den zwei weißen Streifen finden. So ist es eben: Es geht schon mal etwas verloren. Wir müssen uns nicht selbst verrückt machen, wenn wir etwas nicht gleich finden.

Nicht nur wir Menschen suchen manchmal etwas. Auch Gott ist auf der Suche. Was sucht Gott? Er sucht keine Socken. Er sucht etwas viel Wichtigeres. Gott sucht Menschen! Jawohl, er hat sich auf die Socken gemacht und sucht seine Menschen.

Gott sucht auch uns. Dabei lässt er sich nicht von unseren Fehlern abhalten. So sehr liebt er uns. Das ist eine gute Botschaft – bei der wir hoffentlich völlig von den Socken sind.

Wir dürfen ihm antworten: „Gott, hier bin ich. Danke, dass ich dir wichtig bin."

Hilde hat den Strumpf dann übrigens wiedergefunden. Er war ihr heruntergefallen und lag im Flur auf dem Boden.

Bibelstelle zum Nachlesen: 1. Mose/Genesis 3,9

(Aus: Frau Krause macht Pause: Andachten zum Vorlesen für Menschen mit Demenz)

Teil 4

Gute Nachricht für Menschen mit Demenz

Das Evangelium ist die gute Nachricht, die in der Bibel steht: Gott wurde Mensch, indem Gottes Sohn Jesus Christus auf die Welt kam. Jesus starb für unsere Schuld. Versöhnung mit Gott ist möglich – weil Gott den ersten Schritt getan hat. Gott freut sich, wenn Menschen mit ihm in Beziehung treten wollen. Wir dürfen in Gottes ausgestreckte Hand einschlagen. Wie kann man Menschen mit Demenz diese gute Nachricht nahebringen?

Zunächst gehe ich auf die Frage ein, ob es überhaupt sinnvoll ist, dementen Menschen etwas weiterzugeben. Anschließend soll es um die Chancen gehen, die sich bieten, wenn man mehrere Sinne einbezieht. Schließlich gebe ich Tipps, wie man mit dementen Menschen beten und ihnen biblische Geschichten erzählen kann.

Kann man dementen Menschen noch etwas weitergeben?

Ich werde immer wieder gefragt: Hat es überhaupt Sinn, dementen Menschen etwas weiterzugeben? Verstehen sie noch etwas?

Da muss ich an einen Pastor denken. Er erzählte mir: „Jetzt bin ich seit 30 Jahren in dieser Gemeinde. Ich habe so viele Predigten gehalten. Aber manchmal frage ich mich, was davon tatsächlich angekommen ist." Wenn das schon in einer normalen Gemeinde unklar ist, wieviel mehr Geduld ist dann bei Menschen mit Demenz nötig! Sehen es schon Pastoren ihren Gemeindegliedern nicht an, was bei ihnen „ankommt" – um wie viel weniger sieht man es bei Menschen mit Demenz.

Ich habe immer wieder erlebt, dass bei dementen Menschen mehr ankam, als ich erwartet hatte. So habe ich einmal ein Kreuz mitten in den Stuhlkreis einer Kleingruppe gelegt. Ich wollte erklären, dass Jesus für unsere Schuld gestorben ist. Darauf sagte Lisa mit einer fortgeschrittenen Demenz: „Dann geht der Weg zu Gott über Jesus."

Ich war baff. Das hätte ich von Lisa nicht erwartet … nicht in dieser Phase der Demenz. Besser hätte man es nicht sagen können.

Eine andere Kleingruppe lief ziemlich turbulent ab. Hermann boxte nach Elfriede. Marlene stimmte Trinklieder an, die nicht unbedingt zu biblischen Geschichten passten. Trotzdem kamen wir immer wieder kurz auf geistliche Themen zurück. Am Ende des Treffens schob ich Wilma im Rollstuhl an ihren Tisch zurück. Wilma hatte die ganze Zeit über teilnahmslos dabeigesessen. Doch plötzlich sagte sie: „Ach, der liebe Gott."

Ich bin überzeugt, dass bei ihr etwas angekommen ist, das ich nicht ermessen kann. Demente Menschen haben ganz andere „Antennen", als wir vermuten. Der christliche Glaube spricht mehr an als nur den Verstand.

> **Demente Menschen haben andere „Antennen", als wir vermuten.**

Außerdem glaube ich, dass Seelsorge und Begleitung nicht daraus besteht, dass einer gibt und der andere empfängt. Nach Besuchen im Altenheim merke ich oft, dass ich selbst der Beschenkte bin. Demente Menschen bringen mir bei, vom Minimum her zu denken. Sie lehren mich, mit kleinen Schritten zufrieden zu sein und auf dem Boden zu bleiben. Ich freue mich schon drüber, wenn die demente Ingeborg einmal zufrieden lächelt.

Neulich war ich mit dem Fahrrad unterwegs. Da überraschte mich ein Starkregen. Von jetzt auf gleich war meine gesamte Kleidung durchnässt. Zuerst habe ich mich geärgert, dass ich bei diesem Wetter überhaupt hinausgegangen bin. Aber dann dachte ich: Eigentlich ist auch das ein Geschenk, wenn ich die Natur so nah an mir spüren kann. Ein bettlägeriger dementer Mensch hat diese Chance nicht mehr.

So erfahre ich immer wieder: Demente Menschen schenken mir – auch in ganz unerwarteten Situationen – einen neuen Blick auf mein eigenes Leben.

Alle Sinne nutzen

Wenn wir einen Gottesdienst besuchen, wird vor allem unser Gehör angesprochen: Der Pastor hält eine Predigt. Das ist das Zentrum des Gottesdienstes. Teilweise wird auch der Sehsinn gefordert, etwa bei Ritualen: Der Pastor breitet die Arme zum Segen aus; er macht ein Kreuzzeichen. Der Altar mit Bibel und Kerzen darauf spricht unseren Sehsinn an. Und wir sehen die Liedtexte im Gesangbuch oder auf der Leinwand. Der Geschmackssinn wird beim Abendmahl angeregt. Viel mehr von unseren Sinnen werden – jedenfalls auf evangelischer Seite – nicht angesprochen.

In der katholischen Kirche wird darüber hinaus auch der Geruchssinn stimuliert. In der Messe wird Weihrauch verbrannt, sodass sich der herbe Geruch im ganzen Kirchenschiff ausbreitet. Er ist ein Symbol für das Gebet und die Verehrung Gottes. Ich gehe gerne am Aschermittwoch in einen katholischen Gottesdienst, wo der Priester ein Kreuz aus Asche auf meinen Kopf streut. Noch Stunden später habe ich den Aschegeruch in der Nase.

Neben den vier Sinnen Hören, Sehen, Schmecken und Riechen gibt es noch einen fünften Sinn – den *Tastsinn*. Wie wird dieser im Gottesdienst angeregt? Zum Beispiel beim Abendmahl und der Taufe. Oder wenn jemand beim Kreuzzeichen die Stirn berührt. Wenn Sie sich zum Segnen gegenseitig die Hände auflegen, oder wenn sich das Brautpaar die Ringe ansteckt. Wenn sich die Gottesdienstteilnehmer als Zeichen des Friedens die Hand geben. Singen und Musizieren wirkt durch Takt und Rhythmus.

Die Sinne, die vor allem unter die Haut gehen und Erinnerungen eingraben, sind der Schmeck-, Riech- und Tastsinn. Am engsten mit den Erinnerungen ist der Geruchssinn verknüpft. Das kann ich selbst bestätigen. Als ich ein Kind war, hat mein Vater in meinem Elternhaus den Keller ausgehoben. Wir standen zusammen in dieser Grube. Danach wurde das Loch mit Balken abgedeckt und mein Vater nagelte Holzbretter drauf. Über dreißig Jahre später mussten wir die Holzkonstruktion erneuern. Mein Vater war zu diesem Zeitpunkt schon längst verstorben. Als die Bretter entfernt waren, stand ich wieder in diesem Loch, wo ich als Kind vor mehr als dreißig Jahren gestanden hatte. Es roch nach Lehm und Staub. Als ich diesen wohl einzigartigen Geruchsmix in der Nase hatte, liefen vor meinem inneren Auge ganze Szenen ab. Szenen, an die ich lange nicht mehr gedacht

> **Die Sinne, die vor allem unter die Haut gehen und Erinnerungen eingraben, sind der Schmeck-, Riech- und Tastsinn.**

hatte. Sätze, die mir mein Vater damals vor über dreißig Jahren in dieser Grube gesagt hatte, waren plötzlich wieder da. Und zwar so deutlich, wie wenn er jetzt neben mir stehen würde. Allein der Geruch von Lehm und Staub hatte sie mir ins Gedächtnis gerufen. Das Merkwürdige: Als die Grube wieder geschlossen war, waren die Sätze auch wieder vergessen.

Gerüche können Erinnerungen auslösen. Was bei mir nach dreißig Jahren funktioniert hat, ist bei dementen Menschen genauso abgespeichert. Sie erinnern sich an ihre früheste Kindheit vor siebzig, achtzig oder neunzig Jahren. Die Alzheimer-Gesellschaft Baden-Württemberg empfiehlt, genau darauf zu achten, wie Menschen auf einen Duft reagieren. Wenn Menschen einen Duft angenehm empfinden, fühlen sie sich wohler. Folgende Düfte können Sie ausprobieren:

- Pfefferminz- und Rosmarinöl wirken anregend.
- Bergamotte- und Lavendelöl wirken entspannend.

- Fichtenduft könnte Menschen ansprechen, die gerne gewandert sind.
- Zitronen- und Lavendelduft könnte Menschen gefallen, die in Landschaften gereist sind, in denen diese Pflanzen wachsen.
- Zimtduft erinnert an Weihnachten. Auch unterm Jahr kann man diesen Geruch einmal einsetzen.

Aber auch der Geschmacks- und Tastsinn prägt sich tief in unser Gedächtnis ein. Ein persönliches Beispiel: Wenn ich Weißwurst mit süßem Senf und Brezeln esse, denke ich immer an Hannelore und Diethelm. Während meiner Studienzeit waren die beiden „Ersatzeltern" für mich. Weil sie aus Bayern stammten, stand bei ihnen häufig dieses Traditionsessen auf dem Tisch.

Wenn wir neben den Augen und Ohren noch weitere „Eingangskanäle" nutzen, rundet dies die Wahrnehmung ab. Die Chance, dass etwas wirklich ankommt, wird dadurch größer. Warum nicht in der Adventszeit an Zimt riechen? Lassen Sie an Karfreitag Ihr Gegenüber ein Kreuz ertasten. Oder wenn Sie die Worte aus Johannes 15 vorlesen, können Sie zusammen Weintrauben essen. In diesem Kapitel des Johannesevangeliums sagt Jesus nämlich: „Ich bin der wahre Weinstock."

Mathilde erzählte mir einmal, wie arm sie als Kind gewesen ist. In ihrer Familie konnten sie sich zu Weihnachten kaum etwas schenken. Dennoch hat es der Vater geschafft und ein paar Pfefferminzbonbons aufgetrieben. Das war das einzige Geschenk an diesem Weihnachtsfest: Jedes Kind bekam ein Pfefferminzbonbon. Mathilde wird heute noch ganz andächtig, wenn sie ein Pfefferminzbonbon aus dem Papier wickelt. Und wenn sie es lutscht, sieht man ihr förmlich an, wie sie sich in frühere Zeiten hineinversetzt.

Freilich sind die Sinne im Alter oft eingeschränkt. Der alte Mensch sieht und hört nicht mehr so gut und ist dadurch auf Brille und Hörgerät angewiesen. Ebenso können der Geruchs- und Geschmackssinn fehlen oder beeinträchtigt sein. Auch das Fühlen ist unter Umständen durch Verletzungen oder andere Einschränkungen erschwert. Finden Sie heraus, was Ihr Gegenüber gut oder weniger gut kann – und nutzen Sie die bevorzugten Sinnesorgane. Ist Ihr Gesprächspartner blind oder stark sehbehindert, freut er sich bestimmt sehr, wenn Sie ihm Musik vorspielen. Ist der Geruchssinn ausgefallen, geben Sie ihm Gegenstände in die Hand, an denen er tasten kann.

Auch eine gewisse Abwechslung der Sinne ist notwendig, um nicht abzustumpfen. Wer mehrere Stunden Musik hört, an dem rieselt sie nur noch vorbei. Wer zwei oder drei Gerüche nacheinander riecht, dem reicht das. Daher sollte man nicht dauernd den gleichen Wahrnehmungskanal nutzen.

Einschränkungen der Sinnesorgane können verschiedene Auswirkungen haben. Sogar Charaktereigenschaften werden dadurch beeinflusst. Wer zum Beispiel schlecht hört, wird leicht misstrauisch. Als Krankenpflegeschüler habe ich das im Selbsttest erlebt. Wir Auszubildenden mussten uns die Ohren zuhalten, während die Lehrer vor der Klasse standen und sprachen. Da sie ihre Arme benutzten, bald hierhin und bald dorthin zeigten,

Wer schlecht hört, wird leicht misstrauisch.

wirkte das auf uns, wie wenn sie über uns reden würden. Bedrohlich. Beklemmend. Wir kamen uns vorgeführt vor. Danach führten unsere Lehrer den gleichen Dialog noch einmal und wir durften diesmal zuhören. Das Ergebnis: Unsere Lehrer hatten sich die ganze Zeit nur über die Möbel im Klassenzimmer unterhalten. So kann die Wahrnehmung getäuscht werden, wenn ein Sinn fehlt.

Kein Wunder, wenn schwerhörige Menschen misstrauisch oder ängstlich gegenüber ihrer Umwelt werden. Solche Einschränkungen können durch Hilfsmittel ausgeglichen oder deutlich verbessert werden: Ein gut angepasstes Hörgerät wirkt häufig Wunder. Eine Brille ermöglicht ganz neue Blicke.

Auch in der Bibel kommen alle Sinne vor: Das Herz folgt den *Augen* des Menschen. Durch das *Hören* bekommt der Mensch Zugang zu einer Beziehung zu Gott. Jesus *riecht* das duftende Öl, mit dem er gesalbt wurde. Und er setzt das Abendmahl als sichtbares Zeichen zum *Schmecken* ein. Nach seiner Auferstehung fordert Jesus seine Jünger auf, ihn zu *betasten*.

(Bibelstellen zu den genannten Sinnen: Hiob 31,7; Jesaja 6,45; Römer 10,14; Markus 14,3; Johannes 12,3; Lukas 24,39)

Mit dementen Menschen beten

Beten ist Reden mit Gott. Es ist so, wie wenn ein Kind mit seinem Vater redet. Der Beter vertraut sich Gott an. Er sagt ihm, wofür er dankbar ist und was ihn belastet.

Freies Gebet

Sie können in einem frei formulierten Gebet mit diesem Vater reden: „Vater im Himmel. Danke für die Sonne. Danke für die Wärme. Danke für die lieben Menschen um mich herum. Danke, dass du mich lieb hast. Ich bringe dir alles, was mir schwerfällt: Meine Vergesslichkeit. Dass ich traurig bin. Dass ich mich alleine fühle. Danke, dass du darum weißt."

Frei beten bedeutet: mit Gott reden, wie einem der Schnabel gewachsen ist. Auch viele Gebete in der Bibel, die wir heute als fertig ausformulierte Gebete kennen, wurden ursprünglich nicht als starre Formeln benutzt. Zum Beispiel das Vaterunser. Das kann man daran erkennen, dass es in der Bibel verschiedene Versionen des

Frei beten bedeutet: mit Gott reden, wie einem der Schnabel gewachsen ist.

Gebets gibt. Matthäus hat das Vaterunser in einem anderen Wortlaut aufgeschrieben als Lukas. Bei Lukas fehlt sogar die Bitte „dein Wille geschehe". Daraus können wir schließen: Die Worte wurden schon damals flexibel angepasst. Ein Gebet darf also je nach Situation frei formuliert werden.

Solche freien Gebete sind vor allem in einer frühen Phase der Demenz hilfreich. Je nach Aufnahmefähigkeit des dementen Menschen können Sie auch die Länge des Gebets anpassen.

Ich habe einmal in einer Kleingruppe gebetet: „Gott, ich danke dir für …" Dann ließ ich einen Teilnehmer nach dem anderen zu Wort kommen. Sogar Menschen, bei denen ich es aufgrund ihrer Demenzphase nicht vermutet hätte, beteiligten sich am Gebet. Es ergab nach meiner Wahrnehmung zwar nicht alles einen Sinn – aber dennoch: Das Gefühl der Dankbarkeit schien bei ihnen anzukommen.

Gebete aus der Bibel

Je weiter die Demenz fortschreitet, umso mehr hilft es, auf altbekannte Gebete zurückzugreifen. In der Bibel finden sich zahlreiche Verse, die sich dafür eignen. Am besten verwenden Sie eine Bibelübersetzung, in der zentrale Abschnitte fett gedruckt sind, zum Beispiel die Lutherübersetzung. In der Bibel gibt es ein ganzes Buch mit Gebeten: die Psalmen. Suchen Sie dort die hervorgehobenen Verse und lesen Sie diese vor, wenn sie Ihnen geeignet erscheinen. Achten Sie darauf, auf welche Gebete Ihr Angehöriger positiv reagiert. Damit Sie diese schnell wiederfinden, können Sie die Stellen mit einem bunten Stift markieren.

Bekannte Gebete sind zum Beispiel:

Psalm 23,1: „Der Herr ist mein Hirte."

Psalm 36,6a: „Herr, deine Güte reicht so weit der Himmel ist."

Psalm 130,2a: „Herr, höre meine Stimme."

Das bekannteste Gebet der Bibel ist das Vaterunser. Es steht im Matthäusevangelium, Kapitel 6, Verse 9 bis 13: „Vater unser im Himmel. Geheiligt werde dein Name …"

Lieder aus Kirchengesangbüchern

Auch viele Kirchenlieder sind so etwas wie Gebete. Eine Fundgrube sind dafür das katholische Gotteslob und das Evangelische Gesangsbuch. Allerdings können je nach Region einzelne Lieder mehr oder weniger vertraut sein.

Sehr bekannte Lieder sind zum Beispiel:

„Großer Gott, wir loben dich."

„Nun danket alle Gott."

„Lobe den Herren."

„Befiehl du deine Wege."

„Danke für diesen guten Morgen."

Sie können diese Lieder vorlesen, aber Sie können sie auch gemeinsam singen. Dazu müssen Sie übrigens kein besonders guter Sänger sein. Ich selbst kann keinen Ton richtig halten, aber Menschen mit Demenz sehen und hören viel tiefer. Sie spüren vor allem, ob man es ehrlich mit ihnen meint, sich Zeit für sie nimmt und für sie da ist. Menschen mit Demenz sind ein gutes Umfeld, um sich mal zu überwinden und gemeinsam zu singen. Sogar die Pflegekräfte in unserem Altenheim haben sich inzwischen an meinen schrägen Gesang gewöhnt …

> Menschen mit Demenz spüren, ob man es ehrlich mit ihnen meint.

Ein Grundstock immer wiederkehrender Lieder in Gemeinden und Kirchen hilft, dass sich die Lieder in uns hineinsenken. Können Lieder von einem Blatt oder sogar aus dem Liederbuch abgelesen werden, dringen sie noch tiefer in den Sänger ein. Liedtexte von der Leinwand sind für andere Zielgruppen praktisch, werden aber schneller wieder vergessen. Der emeritierte Theologieprofessor Dr. Christian Möller aus Heidelberg spricht bei Liedern vom Beamer sogar von „Wegwerfliedern". Altbekannte Texte und Melodien hingegen tragen zu einer geistlichen „Ritualisierung" bei. Auch demente Menschen können solche Lieder noch lange mitsingen oder mitsprechen.

Liturgische Grundgebete

Verschiedene Gebete tauchen in Liturgien in Gottesdiensten auf. Oft entstammen sie der Bibel. Manchmal setzen sie sich aus verschiedenen Sätzen der Bibel zusammen. Zwei Beispiele für Grundgebete, die Gottes Dreieinigkeit betonen:

„Im Namen des Vaters und des Sohnes und des Heiligen Geistes. Amen."

„Ehre sei dem Vater und dem Sohn und dem Heiligen Geist, wie im Anfang, so auch jetzt und alle Zeit und in Ewigkeit. Amen."

Sie können ein Kreuzzeichen auf die Stirn ihres Zuhörers machen.

Dies können Sie beten, bevor oder nachdem Sie etwas vorgelesen haben. Sie können dabei auch ein Kreuzzeichen auf die Stirn ihres Zuhörers machen. Oder Sie nehmen seine Hand und führen diese, sodass er mit der eigenen Hand ein Kreuzzeichen macht.

Fürbitten

Geeignet sind auch Fürbittengebete. Alte Menschen haben immer wieder das Gefühl, dass sie „nichts mehr tun" können. Gelegentlich schließen sie daraus, dass sie „zu nichts mehr nütze" sind. Beten Sie mit ihnen Fürbittengebete. Dadurch vermitteln Sie ihnen: „Du kannst noch etwas ganz Wichtiges tun. Du kannst beten. Für andere."

Bei fortgeschrittener Demenz hilft es, wenn Sie auf liturgische Formen zurückgreifen.

Je nach Phase der Demenz können Sie Fürbittengebete unterschiedlich gestalten: Während einer beginnenden Demenz können Sie die Bitten frei formulieren. Je weiter die Demenz fortschreitet, umso hilfreicher ist es, wenn Sie auf altbekannte liturgische Formen zurückgreifen. Sie können dann die Gebete ausformulieren und vorlesen. Und gemeinsam sprechen Sie nach jeder Bitte: „Herr, erbarme dich." Oder: „Christus, erbarme dich." Auch hier finden Sie viele Anregungen in den kirchlichen Gesangsbüchern.

Gebete aus Kindertagen

Erinnern Sie sich noch daran, womit ich eine Demenz verglichen habe? Mit einem Stapel von Scheinen im Wind (siehe S .12). Auch die Gebete liegen auf diesem Stapel. Je weiter unten etwas liegt, umso präsenter ist es. An Gebete aus Kindertagen erinnern sich demente Menschen oft besser als an später erlernte. Ein Tischgebet, das viele noch kennen, lautet:

An Gebete aus Kindertagen erinnern sich demente Menschen oft besser als an später erlernte.

   „Vater, segne diese Speise,
uns zur Kraft und dir zum Preise."

Ein Abendgebet:

„Müde bin ich, geh zur Ruh,
schließe meine Augen zu.
Vater, lass die Augen dein
über meinem Bette sein."
(Luise Hensel)

Gebete für verschiedene Situationen

Das Leben ist vielseitig – auch im Alter und während einer Demenz. Für alle Situationen des Lebens gibt es Gebete: Freude, Jubel, Glück, Sieg, Einsamkeit, Angst, Trauer, Enttäuschung, Klage oder Not. Sie finden solche Gebete in der Bibel, vor allem in den Psalmen. Aber auch in Kirchengesangsbüchern können Sie viele ausformulierte Gebete finden.

   Nachfolgend drei Gebete aus einem katholischen „Gotteslob" für verschiedene Lebenssituationen. Ich habe den Satzbau den Bedürfnissen dementer Menschen angepasst.

Im Alleinsein

„Mein Herr und Gott. Es hat sich für mich so ergeben: Ich lebe allein.

Manchmal freue ich mich über meine Freiheit. Oft bedrückt mich das Alleinsein auch. Ich frage mich dann, was mein Leben soll. Bitte lass mich spüren: Du hast mich an einen Platz gestellt. Dort willst du mich haben. So wie ich bin. Mit meinen Gaben und Fähigkeiten. Auch wenn ich schwach bin. Auch wenn ich nicht alles kann. Aber ich bin einmalig. Du hast mich so und nicht anders gewollt. Mein Leben kann auch dann erfüllt sein, wenn ich alleine bin. Ich will es annehmen und bejahen. Dazu hilf mir. Danke."

In Krankheit

„Herr, wenn du willst, kannst du mich gesund machen. So rufe ich in meiner Krankheit zu dir. Du hast die Kranken geheilt. Du hast unsere Krankheiten auf dich genommen. Du hast unsere Schmerzen getragen. Durch deine Wunden sind wir geheilt. Ich bitte dich nicht, mich sofort zu heilen. Ich bitte dich nur: Gib mir die Kraft, mein Kreuz mit dir zu tragen. Lass mich dein Gebet mitsprechen: Vater, nicht mein, sondern dein Wille geschehe. Gib mir Anteil an deiner Geduld. Wecke in mir die Hoffnung auf deine Güte und Macht. Ich vertraue auf deine Liebe. Lass mich mit dir gehen. Lass mich durch Kreuz und Leid zur Osterfreude und zur Herrlichkeit der Auferstehung kommen."

Im Alter

„Herr, ich bin alt, schwach und krank. Ich kann nichts mehr tun. Aber du lässt mich leben. Darum will ich für dich da sein. Andere Menschen helfen mir. Sie sind für mich da. Hilf mir, dass ich ihren Beistand willig und dankbar annehme. Gib du deinen Segen allen, die mir Gutes tun."

Gereimte Gebete

Menschen mit Demenz blühen oft auf, wenn Sie mit Ihnen Gebete sprechen, die einen Rhythmus haben. Wenn sich die Zeilen am Ende reimen, raten die Zuhörer manchmal auch gern die letzten Worte mit.

So haben sie kleine Erfolgserlebnisse. Ein Gedicht, das sich reimt, lautet zum Beispiel:
„Lieber Gott,
du schickst Sonne und den Regen.
Alles wächst dank deinem … Segen.
Du gibst allen was zu essen.
Auch kein Tierlein ist ver… -gessen.
Gib uns täglich unser Brot.
Hilf den Armen in der … Not.“

Ein Gebet mit einem schönen Rhythmus von Johann Christoph Blumhardt lautet:
„In die Welt bist du gekommen,
Jesus, als ein Licht der Welt.
Wer ins Herz dich aufgenommen,
sich im Glauben an dich hält,
für den gilt, dass du gewiss
Licht bringst in die Finsternis.“

Biblische Geschichten erzählen

Neulich bekam ich ein Gespräch zwischen zwei Geschäftsleuten mit. Sie stellten fest, dass sie gerne den gleichen Radiosender hörten. „Allerdings“, meinte der eine, „schalte ich um 6.35 Uhr immer für ein paar Minuten aus.“ Der andere grinste: „Ich auch.“ Warum war das so? Um 6.35 Uhr kommt auf diesem Sender die Andacht.

Die beiden erklärten sich gegenseitig, warum sie ausschalteten: „In der Andacht wird von oben herab gesprochen.“ – „Die Ansprache kommt so dogmatisch rüber.“ – „Die Predigt klingt so moralisch.“

Ja, Belehrungen „von oben herab“ empfinden die meisten Menschen als unangenehm. Wenn wir Geschichten erzählen, ist das dagegen eine wunderbare Möglichkeit, nicht dogmatisch oder fordernd zu klingen. Das empfinden ja auch Menschen ohne Demenz so. Eine Geschichte hat nämlich erst einmal nichts mit dem Zuhörer zu tun. Dieser entscheidet anschließend selbst, ob er eine Brücke zwischen der Geschichte und sich herstellen will.

Geschichten bleiben eher im Gedächtnis haften als ein theoretischer Merksatz.

Geschichten sind anschaulich, bildhaft und lebendig. Sie bleiben eher im Gedächtnis haften als ein theoretischer Merksatz.

Bei Menschen mit Demenz „funktionieren" Geschichten meistens sehr gut, unabhängig davon, ob Sie diese frei erzählen oder vorlesen. Denn in der Entwicklung eines Kindes kommen Geschichten schon früh vor. (Sie liegen also ziemlich weit unten im Stapel.) Daher bleibt die Fähigkeit, einer Geschichte zuzuhören, relativ lange erhalten.

Sogar schlecht erzählte Geschichten können beruhigen, denn sie vermitteln dem Betroffenen: „Du hörst jetzt meine Stimme. Ich bin ganz für dich da. Du bist mir wichtig." Aber natürlich ist es besser, wenn Sie eine Geschichte gut und packend weitergeben. Hierzu einige Ratschläge.

Kurze Wiederholung: Tipps zum Geschichtenerzählen

Grundsätzlich gelten die gleichen Ratschläge, die ich ab Seite 44 bereits ausgeführt habe. Hier erinnere ich an einige zentrale Punkte:

- Nehmen Sie sich Zeit.
- Halten Sie Blickkontakt.
- Sprechen Sie deutlich.
- Drücken Sie sich einfach, klar und kurz aus.
- Setzen Sie schriftliche Reize ein.
- Verwenden Sie zentrale Begriffe.

Beispiel: Die Heilung des Gelähmten

Die Bibel ist eine wahre Fundgrube voller Geschichten. Wir finden dort Erzählungen mitten aus dem Leben, Geschichten vom Scheitern und Aufstehen, von Siegen und Niederlagen. Es geht um Menschen wie du und ich – und es geht um Gott und die Welt.

Ein großer Teil der Bibel ist in erzählender Form geschrieben. So wird die Geschichte von Jesus in den vier Evangelien von Matthäus, Markus, Lukas und Johannes erzählt. Es empfiehlt sich, einzelne Geschichten langsam vorzulesen und zentrale Sätze zu wiederholen.

Als geeignete Bibelübersetzung empfehle ich die Luther- oder die Einheitsübersetzung. Gelegentlich wird die alte Lutherübersetzung von 1912 fürs Altenheim empfohlen. Ich verwende jedoch meistens den Luthertext von 1984.

Die Aufnahmefähigkeit der dementen Menschen und der vorgetragene Text müssen zueinanderpassen. Es hilft manchmal schon, wenn Sie an den richtigen Stellen Pausen einlegen oder einen langen Satz in zwei kürzere zerlegen. Die Sätze sollten nicht zu verschachtelt sein. Ideal sind einfache Hauptsätze. Als Beispiel hier eine Geschichte von Jesus, wie sie in der Bibel steht (Markus 2,1-12):

Und nach einigen Tagen ging er wieder nach Kapernaum; und es wurde bekannt, dass er im Hause war. Und es versammelten sich viele, sodass sie nicht Raum hatten, auch nicht draußen vor der Tür; und er sagte ihnen das Wort.

Und es kamen einige zu ihm, die brachten einen Gelähmten, von vieren getragen. Und da sie ihn nicht zu ihm bringen konnten wegen der Menge, deckten sie das Dach auf, wo er war, machten ein Loch und ließen das Bett herunter, auf dem der Gelähmte lag.

Als nun Jesus ihren Glauben sah, sprach er zu dem Gelähmten: Mein Sohn, deine Sünden sind dir vergeben.

Es saßen da aber einige Schriftgelehrte und dachten in ihren Herzen: Wie redet der so? Er lästert Gott! Wer kann Sünden vergeben als Gott allein?

Und Jesus erkannte sogleich in seinem Geist, dass sie so bei sich selbst dachten, und sprach zu ihnen: Was denkt ihr solches in euren Herzen? Was ist leichter, zu dem Gelähmten zu sagen: Dir sind deine Sünden vergeben, oder zu sagen: Steh auf, nimm dein Bett und geh umher? Damit ihr aber wisst, dass der Menschensohn Vollmacht hat, Sünden zu vergeben auf Erden, sprach er zu dem Gelähmten: Ich sage dir, steh auf, nimm dein Bett und geh heim!

Und er stand auf, nahm sein Bett und ging alsbald hinaus vor aller Augen, sodass sie sich alle entsetzten und Gott priesen und sprachen: Wir haben so etwas noch nie gesehen.

Und hier eine Übertragung, um den Text für demente Menschen verständlicher zu machen. Denken Sie sich bei jedem Punkt eine Pause:

Jesus ging in ein Haus. Viele versammelten sich. Sie hatten keinen Raum mehr. Nicht drinnen. Nicht draußen. Jesus sagte ihnen das Wort.

Vier Freunde trugen einen Gelähmten herbei. Aber die Menge war im Weg. Also deckten die vier das Dach auf. Sie machten ein Loch ins Dach. Sie ließen das Bett hinunter.

Jesus sah ihren Glauben. Jesus sprach zu dem Gelähmten: „Mein Sohn, deine Sünden sind dir vergeben."

Die Schriftgelehrten dachten: Er lästert Gott! Denn nur Gott kann Sünden vergeben.

Jesus erkannte, was sie dachten. Er sprach zu ihnen: „Es ist leicht zu sagen: Dir sind deine Sünden vergeben. Schwerer ist zu sagen: Steh auf. Nimm dein Bett. Und geh umher." Jesus bewies, dass er vollmächtig war, Sünden zu vergeben. Er sprach zu dem Gelähmten: „Steh auf. Nimm dein Bett und geh heim."

Und der Gelähmte stand auf. Er nahm sein Bett. Und er ging hinaus. Alle sahen ihn. Sie entsetzten sich und sprachen: „Wir haben so etwas noch nie gesehen."

Schreitet die Demenz fort, ist es besser, wenn Sie Geschichten erzählen, anstatt sie nur vorzulesen. Länger als drei bis fünf Minuten sollten die Geschichten dann nicht mehr dauern.

Zur Orientierung: Wenn Sie den oben zitierten Luthertext mit seinen rund 250 Wörtern langsam und mit Pausen und Wiederholungen erzählen, benötigen Sie rund fünf Minuten. Für die Übertragung aus rund 150 Wörtern etwa drei Minuten. Zum Vergleich: Bei einem normalen Vortrag ist ein durchschnittlich schneller Redner ungefähr doppelt so schnell.

Konzentrieren Sie sich auf die Haupthandlung. Bei dieser Geschichte vom Gelähmten können Sie beispielsweise weglassen, dass die Episode in Kapernaum spielt.

Visuelle Hilfsmittel

Auch visuelle Hilfsmittel erleichtern es dem Zuhörer, beim Thema zu bleiben. Bei einer Weiterbildung habe ich einmal gelernt, wie ich die Geschichte vom Gelähmten mit einem viergliedrigen Meterstab Kindern erzählen kann. Damit ist ein Teil eines Zollstocks gemeint, der aus nur vier Gliedern besteht. Diese Glieder kann man bewegen und damit verschiedene Figuren darstellen. So kann man eine „4" damit abbilden – für die vier Freunde, die den Gelähmten tragen. Man kann auch die Matte andeuten, auf der der Gelähmte liegt. Ebenso das Haus und die Treppe.

Visuelle Hilfsmittel erleichtern es dem Zuhörer, beim Thema zu bleiben.

Wenn man keinen Meterstab (Zollstock) zur Hand hat, kann man sich auch selbst ein solches Teil aus Pappe basteln: Einfach vier gleich lange Streifen aus Pappe ausschneiden und an den Enden ein Loch stanzen. Dann mit Musterklammern verbinden, sodass ein langer Stab entsteht, dessen einzelne Glieder beweglich sind.

Der Meterstab aus vier Gliedern:

Die Zahl „4":

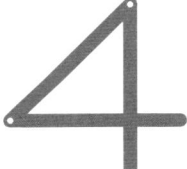

Die Matte:

Das Haus:

Die Treppe:

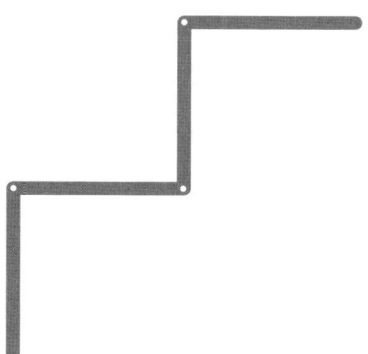

Wenn Sie die Geschichte mit noch mehr Elementen erzählen möchten, finden Sie Anregungen im Internet, zum Beispiel hier: http://www.derkindergottesdienst.de/kleinkinder/dergelaehmte.htm.

Solche Hilfsmittel „funktionieren" nicht nur mit Kindern. Ich habe sie auch schon erfolgreich im Altenheim verwendet, wenn ich Geschichten erzählte. Die Bewohner verfolgten aufmerksam die verschiedenen Stellungen des Meterstabes. Wenn Ihr Zuhörer etwas sehen kann, hilft dies auch dem Erzähler, um bei Ablenkungen wieder zurück zur Geschichte zu finden.

Alternativ können Sie auch Fotos oder Skizzen zur Geschichte mitbringen: ein Haus, eine Menschenmenge, ein Bett. Sie können die Geschichte auch erzählen, indem Sie zentrale Begriffe auf Papier schreiben: „Haus", „Bett", „geheilt" …

Welche Geschichten kennen Menschen mit Demenz heutzutage? Um das herauszufinden, habe ich einmal alte Lehrpläne untersucht. Dabei ist mir Folgendes aufgefallen: Sehr viel gelehrt wurden die Berichte, die auf den ersten Seiten der Bibel stehen, die sogenannte Urgeschichte. Auch Erzählungen aus dem Leben von Jesus kommen oft vor. Um den Bekanntheitsgrad der biblischen Geschichten herauszufinden, kann man zwei Faustregeln anwenden:

1. Geschichten, die mehrmals in der Bibel erzählt werden, etwa das Wunder von der Brotvermehrung, sind sehr bekannt. Wen wunderts? Was die unterschiedlichen Verfasser der Bibel damals so sehr beeindruckt hat, dass gleich mehrere von ihnen das Ereignis aufgeschrieben haben, das imponiert auch heute noch. In vielen Bibeln sind „Parallelstellen" angegeben, wenn die jeweilige Geschichte noch anderswo zu finden ist.

2. Auch Geschichten, die zum Kirchenjahr gehören, wie etwa die Oster- oder Weihnachtsberichte, sind sehr bekannt. Sie werden jedes Jahr in den Gottesdiensten vorgelesen und prägen sich durch die Wiederholung ein.

Bekannte biblische Geschichten sind zum Beispiel:
- Die Schöpfung (1. Mose 1,1-2,4)
- Der Mensch im Paradies (1. Mose 2,4b-25)
- Die Sintflut (1. Mose 6,5 – 9,17)
- Der Turmbau zu Babel (1. Mose 11,1-9)
- Die Weisen aus dem Morgenland (Matthäus 2,1-12)
- Die Geburt Jesu (Lukas 2,1-21)
- Die Berufung der Jünger (Markus 1,16-20)
- Die Berufung des Matthäus (Markus 2,13-17)
- Die Speisung der Fünftausend (Markus 6,30-44)
- Der Einzug in Jerusalem (Markus 11,1-10)
- Die Tempelreinigung (Markus 11,15-18)
- Die letzten zwei Münzen der Witwe (Markus 12,41-44)
- Die Salbung in Betanien (Markus 14,3-9)
- Judas, der Verräter (Lukas 22,1-6)
- Das letzte Abendmahl (Lukas 22,7-20)
- Jesus in Gethsemane (Markus 14,32-42)

- Die Gefangennahme Jesu (Markus 14,43-52)
- Die Verleugnung des Petrus (Markus 14,66-72)
- Jesus vor Pilatus und Herodes (Markus 15,1-20)
- Jesu Kreuzigung, Tod und Begräbnis (Markus 15,20-27)
- Ostern (Johannes 20,1-18)
- Die Himmelfahrt Jesu (Apostelgeschichte 1,1-12)
- Pfingsten (Apostelgeschichte 2)
- Die Berufung des Paulus (Apostelgeschichte 9,1-31)

Natürlich ist es zu viel, wenn Sie ganze biblische Kapitel vorlesen. Greifen Sie einzelne Episoden oder Verse heraus.

Teil 5

Tipps von Angehörigen für Angehörige

Demenz fordert. Und manchmal überfordert Demenz auch – alle Beteiligten. Der Betroffene kommt in unserer Welt nicht mehr zurecht. Er ist verunsichert und gestresst. Und seine Angehörigen sind unsicher, wie sie richtig reagieren und was sie noch machen können.

Ich habe bei Angehörigen nachgefragt: Was sind Ihre Tipps für andere Angehörige, die Menschen mit Demenz pflegen? Und jeweils den ersten Gedanken, der genannt wurde, habe ich notiert und ausformuliert.

Vielleicht ist nur ein einziger Tipp zu diesem Zeitpunkt der richtige für Sie.

Herausgekommen ist eine Art bunter Blumenstrauß an Ratschlägen. Viele Lösungen werden nur kurz angerissen. Nicht jeder Absatz wird für alle Leser relevant sein. Prüfen Sie selbst, welcher Tipp Ihnen in Ihrer jeweiligen Situation hilft, und lassen Sie sich von den übrigen Anregungen nicht überfordern. Vielleicht ist es ja nur ein einziger Tipp, der zu diesem Zeitpunkt der richtige für Sie ist.

Hilfreich neben mündlich weitergegebenen Tipps sind auch schriftliche Erfahrungsberichte von Angehörigen dementer Menschen. Hier sei etwa auf das Büchlein von Ulrike Strätling verwiesen: „Und plötzlich hieß ich Martha. Zehn Jahre mit meiner demenzkranken Mutter.“

Menschen mit Demenz sind keine kleinen Kinder.

In einer Angehörigengruppe prallten zwei Meinungen aufeinander. Hedwig sagte: „Ich sehe meinen Walter jetzt wie ein kleines Kind. Ich gehe mit ihm um wie mit einem Baby. Für ein Baby hat man ja auch immer Verständnis.“

Darauf erklärte Erna: „Nein, das würde ich nicht tun. Ein dementer Mensch ist doch kein Kleinkind, sondern ein erwachsener Mensch." Wer hat nun recht?

Im weiteren Verlauf ihres Gespräches fanden die beiden pflegenden Angehörigen zu einem gemeinsamen Ergebnis: Der demente Mensch ist auf jeden Fall ein erwachsener Mensch. Es wäre fatal, mit ihm wie mit einem Baby zu sprechen. Allerdings gibt es schon Gemeinsamkeiten zwischen einem Menschen mit Demenz und einem Baby, nämlich dass beide einen geschützten Rahmen benötigen.

Ist das, was ich tue, kindisch und albern? Oder ist es kindlich schlicht und ermutigend?

Auf den Umgang mit der Person bezogen, stellen Sie sich am besten die folgenden einfachen Fragen:

Ist das, was ich jetzt gerade tue, in einem negativen Sinn kindisch und albern? Oder ist es in einem positiven Sinn kindlich schlicht und ermutigend? Wie wird es der demente Angehörige erleben? Welches Verhalten ist angemessen? Wie würde ich selbst gern behandelt werden?

Nehmen Sie Hilfe an

Immer wieder haben mir Angehörige geschildert, wie wichtig es für sie war, Hilfe anzunehmen. Renate erzählte über ihren dementen Mann: „Ich habe meinen Günter umsorgt, wie wenn er mein Eigentum wäre. Niemand durfte an ihn heran." Renate räumte ein, dass es ihr einerseits peinlich war, Hilfe anzunehmen. Andererseits hatte sie den Eindruck, keiner würde ihren Mann besser verstehen als sie. Daher wollte sie keine Verantwortung abgeben.

Schultern Sie die Aufgabe nicht allein.

Irgendwann brach Renate zusammen und musste ins Krankenhaus. Danach sagte sie: „Ich hätte mir viel früher helfen lassen sollen. Dann wäre mir Günters Demenz nicht so an die Substanz gegangen. Und mein Mann hätte viel länger etwas von mir gehabt." Renates erster Tipp für Angehörige von Menschen mit Demenz heißt daher: Nehmen Sie

Hilfe an. Schultern Sie die Aufgabe nicht allein. Sonst werden Sie sich übernehmen.

Demenz ist nicht peinlich

Dagmar erzählte mir von ihrer Schwester Berta, die weit entfernt lebte. Als Berta dement wurde, wusste zuerst keiner der Verwandten von ihrer Demenz. Allerdings rief Berta überall an und erzählte anderen Menschen wirre Dinge. Dadurch trieb sie einen Keil mitten in die Verwandtschaft. Zum Teil redeten die Familien gar nicht mehr miteinander.

„Schließlich", so fuhr Dagmar fort, „wurde den nächsten Angehörigen klar, was los war: Berta war dement." Aber man verheimlichte das den anderen Verwandten gegenüber, denn es war der Familie vor Ort peinlich. Dadurch wurde aber alles noch schlimmer. Immer wieder rief Berta bei Verwandten an und mischte die Familie kräftig auf. Die Gräben zwischen den Verwandten wurden immer tiefer. Daran änderte sich auch nichts mehr, als sich Bertas Vergesslichkeit doch langsam herumsprach.

Dagmar hat einen wichtigen Tipp für alle Angehörigen von Menschen mit Demenz: Sprechen Sie darüber. Es ist nicht peinlich, wenn jemand dement ist. Peinlich kann es allerdings werden, wenn jemand die Demenz vertuscht. Geben Sie den Menschen Ihrer Umwelt die Chance, auf Ihren dementen Angehörigen eingehen zu können. Auf die Art, wie es diesem Menschen guttut.

Nehmen Sie Beschuldigungen nicht persönlich

Es kann sein, dass Menschen mit Demenz Sie verdächtigen oder beschuldigen. Elvira schimpfte immer wieder mit ihrer Tochter Margit: „Du hast mir meine Unterhosen geklaut." – „Wo hast du meine Schuhe wieder hingetan?" – „Es kann doch nicht sein, dass du ständig mein Essen anbrennen lässt."

Elviras Tochter erzählte, dass sie fix und fertig mit den Nerven gewesen sei. Schließlich beschloss sie: „Nein, das nehme ich nicht an. Ich bin nicht verantwortlich für die Fantasien meiner Mutter." Und sie sagte sich: „Meine Mutter ist dement. In ihrer Welt kommen Schuhe weg. Das muss ich stehen lassen. Aber in meiner Welt klaue ich keine Schuhe."

Gehen Sie Vorwürfen ruhig aus dem Weg.

Erst wusste Margit nicht, wie sie mit solchen Anschuldigungen umgehen sollte. Sie ging ihrer Mutter dann einfach aus dem Weg. Aber mit der Zeit lernte sie, sich nicht darüber aufzuregen. Sie konnte sogar schmunzeln. Und tatsächlich hatte ihre Mutter die Anschuldigungen schnell wieder vergessen.

Margit nannte mir als Tipp: Nehmen Sie Anschuldigungen nicht persönlich. Die gelten nicht Ihnen. Gehen Sie den Vorwürfen ruhig aus dem Weg. Oft beruhigt sich die Situation von selbst wieder.

Bedenken Sie dies bitte auch, wenn Ihr Angehöriger von einem ambulanten Pflegedienst gepflegt wird oder in einem Heim lebt. Vielleicht beschuldigt er eine Schwester, ihm etwas gestohlen zu haben. Das *kann* stimmen – *muss* aber nicht.

Sie dürfen Ihre Sorgen an Gott abgeben

Hermine kam an ihre Grenzen. Aber sie fand einen Weg, der sie entlastet hat. Sie sagte mir: „Ich wusste nicht mehr, wie ich Wilfried versorgen soll. Ich wollte ihm den Wunsch erfüllen, dass er zu Hause bleiben konnte. Aber irgendwann ging es über meine Kräfte." Sie litt darunter, dass Wilfried sie nicht mehr erkannte. Sie war traurig darüber, dass er andere Menschen beschimpfte. Und es tat ihr weh zu sehen, dass er immer weniger mit seinem Alltag zurechtkam – dass er nicht mehr allein essen und trinken konnte.

Sie sagte: „Aber ich habe gelernt, meine Sorgen abzugeben. Ich bin häufig aus dem Zimmer gegangen, habe tief durchgeatmet und gebetet: ‚Gott, ich gebe dir meinen Wilfried. Kümmere du dich um ihn.'" Es half ihr, dass sie ihre Probleme in Gottes Hände legen konnte.

Hermine gab mir folgenden Ratschlag: Versuchen Sie, Ihre Sorgen an Gott abzugeben. Sie können dabei nur gewinnen. Wenn der christliche Glaube wahr ist, dann wurde Gott Mensch. Dann interessiert er sich für uns und will an unseren Sorgen teilnehmen.

Regeln Sie die letzten Dinge

Bärbel war mit ihrem Alltag überfordert, allerdings merkte das niemand aus der Familie. Als sich irgendwann herausstellte, dass Bärbel an einer langsam fortschreitenden Demenz litt, war es zu spät. Sie konnte keine Vorsorgevollmacht mehr ausfüllen, denn sie war nicht mehr geschäftsfähig. Aber Bärbel konnte noch mit entscheiden, wer die gesetzliche Betreuung übernehmen sollte und in welches Heim sie ziehen wollte.

„Viele Menschen schieben solche Themen zu lange vor sich her", erklärt ihre gesetzliche Betreuerin. Dabei sichert eine Vorsorgevollmacht das Selbstbestimmungsrecht in schwierigen Lebenssituationen. Solche können sich altersunabhängig schnell ergeben. Wie bei Bärbel.

Viele Menschen glauben, die Angehörigen dürfen dann automatisch Entscheidungen übernehmen. Aber das stimmt nicht. Ohne Vorsorgevollmacht bestellt das Betreuungsgericht einen Betreuer. Das kann eventuell eine fremde Person sein. Dabei ist die Vorsorge ganz einfach: Es gibt gute Vordrucke, auf denen Sie die einzelnen Bereiche ankreuzen können.

Ähnlich ist es mit der Patientenverfügung. Darin wird festgelegt, welche medizinischen Maßnahmen sich jemand wünscht, falls er in einer Situation dies nicht selbst entscheiden kann. Bärbel würde wohl anderen Betroffenen raten: Regeln Sie die letzten Dinge. Denken Sie an Ihr Testament – aber auch an Betreuungsverfügung, Vorsorgevollmacht und Patientenverfügung.

Pflegen Sie soziale Kontakte

Waltraud hat sich dreizehn Jahre lang um ihren dementen Ehemann Edmund gekümmert. Sie hat alle Phasen der Demenz miterlebt. Jetzt ist Edmund gestorben. Die Beerdigung ist vorbei. Einige Menschen haben ihr Beileid ausgesprochen. Und nun? Waltraud fällt in ein Loch! Sie steht auf einmal völlig alleine da.

Als Waltraud darüber nachdenkt, versteht sie: „In den letzten Jahren hat sich alles in meinem Leben um Edmund gedreht. Ich hatte immer weniger Außenkontakte. Hätte ich bloß die tragenden Freundschaften in meinem Leben gepflegt."

Darum gibt Waltraud einen wichtigen Ratschlag weiter: Drehen Sie sich nicht nur um Ihren dementen Angehörigen. Halten Sie Kontakte zu anderen Menschen. Vielleicht wird das nicht mehr so einfach sein wie früher. Aber Sie können zumindest hin und wieder jemanden anrufen. Eine Geburtstagskarte an liebe Menschen schreiben. Oder mit Ihrer Nachbarin einen Kaffee trinken. Das wird Ihnen nicht nur helfen, wenn Ihr dementer Angehöriger stirbt. Auch in der Pflegezeit

Beziehungen und Freundschaften geben Ihnen Kraft.

werden Ihnen die Beziehungen und Freundschaften Kraft geben. Und das kommt nicht allein Ihnen zugute, sondern auch der Person, die Sie pflegen.

Singen Sie zusammen

Elsa ist in einem musikalischen Elternhaus aufgewachsen. Früher haben sie dort im Familienkreis immer viel gesungen. Zum Beispiel „Hoch auf dem gelben Wagen" oder „Das Wandern ist des Müllers Lust". Auch viele Kirchenlieder kennt Elsa noch gut: „Großer Gott, wir loben dich" … „Nun danket alle Gott" … Elsa kann alle Strophen auswendig singen.

Heute lebt Elsa in einem Altenheim. Sie ist häufig unruhig und läuft dann im Gang hin und her. In solch einer Situation hat ihre Tochter Stefanie einmal ein Lied angestimmt: „Wem Gott will rechte Gunst erweisen, den schickt er in die weite Welt." Sofort stimmte Elsa mit ein und sang mit. Anschließend setzte sie sich hin und war deutlich zufriedener und ausgeglichener.

Von Stefanie kommt der Tipp: Singen Sie viel mit Ihrem dementen Angehörigen. Wenn ein dementer Mensch merkt, dass er noch etwas kann, ist das ein Erfolgserlebnis für ihn. Und das gemeinsame Singen schafft eine friedliche Atmosphäre.

Elsas Tochter erwähnte zwei christliche CDs, die sie zusammen mit ihrer Mutter gern anhört. Die Lieder regen zum Mitsingen an und die Texte, die dazwischen gelesen werden, haben ihr und ihrer Mutter gutgetan. Die CDs heißen „Lieder, die zu Herzen gehen" und „Unterwegs mit Jesus". Sie finden diese in der Literaturliste.

Spaß mit Tieren

Reinhard ist in seiner Demenz ein mürrischer Mann geworden. Er beobachtet seine Umgebung und schaut meistens finster drein. Auf jeden Fall lacht er ganz selten.

Neulich kam eine Nachbarin zu Besuch, die ihren Hund dabeihatte – einen kleinen Dackel. Der Hund rannte durchs Zimmer. Reinhard rief: „Komm her, Max." Tatsächlich kam der Dackel zu Reinhard und sprang auf seinen Schoß. Reinhard streichelte das weiche Fell und kraulte den Dackel am Hals. Und er sprach sogar mit dem Hund.

Besuchen Sie einen Tierpark oder einen Streichelzoo.

Reinhard war kaum wiederzuerkennen, denn er lachte viel in diesen Stunden und seine Stimme wurde ganz weich. Offenbar erinnerte er sich daran, dass er früher selbst einmal einen Hund gehabt hatte, der auf den Namen Max hörte.

Für Reinhards Frau Gerlinde war der Fall klar. Von nun an lud sie ihre Nachbarin mit dem Hund immer wieder ein. Ihr Mann hatte viel Freude an dem Tier.

Als Tipp gibt Gerlinde weiter: Wenn Ihr Angehöriger Tiere liebt, sorgen Sie dafür, dass er mit Tieren in Berührung kommt. Besuchen Sie einen Tierpark oder einen Streichelzoo. Oder besorgen Sie Plüschtiere, die er streicheln kann.

Gönnen Sie sich ein Hobby

Pauline ist traurig: „Ich weiß gar nicht mehr, was ich gerne mache." Seit einigen Jahren pflegt Pauline ihre demente Tante Martha. Die Tante ist inzwischen mehrere Stunden täglich auf Pauline angewiesen. So kommt es, dass sich in Paulines Leben praktisch alles nur noch um ihre Tante dreht. Pauline weiß schon nicht mehr, was sie selbst gerne tut.

Eine Freundin hilft ihr auf die Sprünge, indem sie Pauline erinnert: „Du hast doch früher viel Zeit in deinem Schrebergarten verbracht."

„Stimmt!" Pauline lächelt. Der Garten ... Daran hat sie gar nicht mehr gedacht. Dort konnte sie immer auftanken, wenn sie den Blütenduft in der Nase hatte oder wenn die Erde an ihren Fingern klebte. Dort begann sie immer automatisch zu beten: „Danke, Gott, dass du die Natur so schön gemacht hast. Ich bin reich beschenkt."

Paulines Freundin hat einen Vorschlag: „Weißt du was, ich komme ab jetzt jeden Tag für eine Stunde zu deiner Tante. Einen Schrebergarten kannst du in der Zeit zwar nicht anlegen, aber vielleicht kannst du wenigstens mal in Ruhe aus dem Haus gehen. Lass dir mal frischen Wind um die Nase wehen ... Und vielleicht findest du sogar eine Stelle, wo du ein paar Blumentöpfe bepflanzen kannst."

Das ist eine prima Idee, findet Pauline. Ihr Tipp für pflegende Angehörige lautet: Suchen Sie Abstand. Gehen Sie einem Hobby nach. Legen Sie einen Schrebergarten an oder gehen Sie im Park spazieren. Gehen Sie schwimmen oder bauen Sie eine Landschaft für Ihre Modelleisenbahn.

Teilen Sie sich die Arbeit mit anderen Angehörigen

Peter kommt zu Hause nicht mehr zurecht. Er findet die Toilette nicht mehr. Auch mit dem Essenkochen ist er überfordert. Wie gut, dass seine Tochter Regina gleich nebenan wohnt. Sie schaut bei ihrem Vater öfter nach dem Rechten und erledigt manche Hausarbeit für ihn. Inzwischen muss Regina sehr häufig zu ihrem Vater kommen, manchmal mehrmals täglich.

Irgendwann wird ihr das zu viel. Sie sagt: „Jetzt müssen wir mal Familienrat halten und eine Lösung finden." Über eins sind sich alle einig: Der Vater soll so lange wie möglich zu Hause bleiben. Dafür sind alle bereit, mit anzupacken.

Einer allein kann das nie schaffen. Aber gemeinsam sind wir stark.

Regina und ihre Geschwister stellen einen Wochenplan auf. Jeder kümmert sich einen oder zwei Tage pro Woche um den Vater. Dadurch sind schon mal fünf Wochentage abgedeckt. Am sechsten Tag kommt eine Alltagsbegleiterin zu Peter und am siebten Tag wird der Vater in die Tagespflege abgeholt.

Trotz der täglichen Besuche ist Peter immer noch einige Stunden am Tag allein zu Hause. Darum lässt Regina einen Hausnotruf installieren. Peter bekommt dazu einen Druckknopf an sein Handgelenk geschnallt. Wenn er zum Beispiel stürzt, kann er den Knopf drücken, wodurch bei Regina im Nachbarhaus Alarm ausgelöst wird. Dann kann sie nach dem Vater schauen und bei Bedarf Hilfe holen.

Außerdem wird in Peters Haus eine Einbruchsicherung zur Ausbruchsicherung umgebaut: Wenn der Vater die Haustür öffnet, bekommt die „diensthabende" Person eine Nachricht aufs Handy.

Die Geschwister sind sich darin einig: Es kann immer etwas passieren. Wenn der Vater stürzt, möchten wir danach uns selbst und auch dem anderen keine Vorwürfe machen. Sie haben sogar eine Art Vertrag aufgesetzt, der von allen unterschrieben wurde: „Wenn unserem Vater in meiner Schicht etwas passiert, mache ich mich selbst nicht dafür verantwortlich. Und wenn er in der Schicht von jemand anderem stürzt, mache ich den anderen nicht dafür verantwortlich."

Peters Angehörigen ist klar: Einer allein kann das nie schaffen. Aber gemeinsam sind wir stark.

Laden Sie Freunde des dementen Menschen ein

Gertrud war sehr beliebt in ihrem Dorf. Sie hatte früher als Briefträgerin gearbeitet und darum kannte jeder sie und sie wiederum kannte alle Menschen im Dorf. Als Gertrud dement wurde, zog sie sich zurück und ging nur noch selten aus dem Haus. Die Angehörigen unterstützten diesen Rückzug. Wahrscheinlich war ihnen die ganze Situation peinlich und daher ließen sie es nicht zu, dass Freunde zu Besuch kamen. Andererseits blieben die Freunde sowieso weg, weil sie Angst hatten, etwas falsch zu machen.

Aber eines Tages klingelt der Nachbarsjunge. Er bringt einen Korb Kirschen für Gertrud, die er selbst gepflückt hat. Die Angehörigen sind darüber so verdutzt, dass sie den Jungen bitten, in Gertruds Stube zu kommen. Da geschieht etwas Erstaunliches. Eigentlich kommt Gertrud gar nicht mehr mit dem Essen klar. Als ihr aber der Nachbarsjunge eine Kirsche reicht, zerbeißt Gertrud sie genüsslich. Sie drückt das Fruchtfleisch mit der Zunge vom Kern und schluckt es herunter. Dann nimmt sie – ganz ordentlich – den Kern aus dem Mund und legt ihn auf ein Tellerchen. Damit noch nicht genug: Als der Nachbarsjunge fort ist, lächelt die alte Frau.

Keine Angst vor Besuch!

Gertruds Sohn erzählt: „Von diesem Tag an habe ich angefangen, Angehörige und Freunde einzuladen. Ich habe ihnen erklärt, dass sie keine Angst zu haben brauchen, wenn sie meine Mutter besuchen. Sie sollten sich so normal wie möglich verhalten. Ich habe ihnen nur ein paar Dinge genannt, die Gertrud gerne hat oder die sie nicht gerne hat." Diese Besuche sind für Gertrud das Größte.

Ihr Sohn rät daher: Keine Angst vor Besuch! Laden Sie Freunde und Bekannte zu Ihrem Angehörigen ein und unterstützen Sie solche Besuche.

Lernen Sie aus Fehlern

Klara ärgerte sich über sich selbst. Ihr pflegebedürftiger Mann Erich war doch tatsächlich gestürzt … und dabei hatte sie immer so aufgepasst! Wie konnte mir das nur passieren?, fragte sie sich. Klara machte sich Vorwürfe, dass ihr dieser Fehler unterlaufen ist. Aber sie wusste auch: So etwas passiert eben. Wie heißt es so schön? Es ist nicht schlimm, zu fallen; es ist nur schlimm, liegen zu bleiben. Aus Fehlern kann man lernen, wie man es beim nächsten Mal besser macht.

Nach dem Sturz ihres Mannes hat Klara sich beraten lassen. In ihrer Wohnung wurden entsprechende Haltegriffe angebracht, an denen sich Erich nun sicher fortbewegen kann. Die Griffe waren nicht einmal sehr kostspielig. Klara hat den Kostenvoranschlag bei der Kasse eingereicht und einen Zuschuss bekommen. Den Restbetrag konnte sie von der Steuer absetzen. Und sollte Erich trotzdem noch einmal stürzen: Klara hat für ihren Mann sogenannte „Protektorenhosen" besorgt. Das sind Unterhosen mit einem Schutzpolster auf beiden Seiten. Sie sollen bei einem Sturz Schenkelhalsfrakturen vermeiden.

Klara kann weitergeben: Fehler müssen Sie sich selbst verzeihen. Und dann daraus lernen.

Führen Sie ein Pflegetagebuch

Charlotte hat abends das Gefühl, dass ihr Tag nur so zerronnen ist. Seit sie ihren dementen Nachbarn Horst pflegt, vergeht die Zeit noch schneller als sonst. Sie sagt: „Ich weiß abends gar nicht mehr, was ich alles gemacht habe. Aber ich habe immer das Gefühl, dass Horst bei allem Hilfe braucht."

Schreiben Sie auf, was Sie tun und wie viel Zeit Sie dafür brauchen.

Irgendwann hat Charlotte angefangen, ein Pflegetagebuch zu schreiben. Sie notiert darin, bei welchen Tätigkeiten sie ihrem Nachbarn helfen muss und wie viel Zeit sie dafür benötigt. Zum Beispiel: „Duschen 40 Minuten. Rasieren und Zähne putzen 10 Minuten." Das ist nicht nur für sie selbst eine

Hilfe, sondern auch für Leistungen, die sie später bei der Pflegekasse beantragt. Denn die Leistungen der Kasse richten sich danach, wie aufwendig die Pflege ist.

Charlotte gibt als Tipp weiter: Schreiben Sie alles auf, was Sie tun, und wie lange Sie dafür benötigen.

Lassen Sie sich beraten

Brunhilde klagt: „Es war schlimm, als mir klar wurde, dass es mit meinem Mann Alfons nicht mehr besser wird. Zum Glück haben mich unsere Kinder darauf aufmerksam gemacht, dass pflegende Angehörige in Deutschland Anspruch auf Pflegeberatungen und Pflegeschulungen haben. Dazu gehört auch eine individuelle Schulung in den eigenen vier Wänden: Wie kann ich meinen Mann aus dem Bett mobilisieren?"

Brunhilde fragte ihren Hausarzt. Der nannte ihr Pflegeberatungen und den Pflegestützpunkt ganz in ihrer Nähe. Auch über die Kranken- und Pflegekasse oder über das Bürgerbüro des Rathauses hätte sie die Kontaktadressen bekommen.

In vielen Kommunen gibt es eigene Beratungsstellen für ältere Menschen und ihre Angehörigen. Diese sogenannte Altenhilfe ist in der Regel bei den Sozial- und Gesundheitsämtern angesiedelt. Es handelt sich um Fachleute, die sich mit der Pflege und den Leistungen der Kassen gut auskennen. Außerdem berät man dort individuell – oft kommen die Mitarbeiter sogar in die Wohnung und schauen sich die Situation vor Ort an. Da sie nicht persönlich von der Situation betroffen sind, haben sie einen neutraleren Blick auf die Situation als die Familie.

Gute Ratschläge gibt es auch bei der Deutschen Alzheimer Gesellschaft. Ihre überregionalen Vereinigungen bieten ein dichtes Netz von Unterstützungs- und Beratungsmöglichkeiten. Sie bringen auch Mitgliederzeitschriften und Informationsmaterial heraus.

Für Brunhilde ist klar: Angehörige von Menschen mit Demenz sollten sich von Fachleuten beraten lassen.

Hilfsmittel erleichtern das Leben

Bärbel pflegt ihren dementen Partner Heinz schon seit einigen Jahren. Mit der Zeit wurde er immer pflegebedürftiger. Trotzdem hat Bärbel es geschafft, dass er bis jetzt zu Hause bleiben konnte. Sie erklärt: „Es gibt sehr nützliche Hilfsmittel, die pflegenden Angehörigen das Leben erleichtern."

Dazu gehören etwa Toilettenstühle, die Sie nachts neben das Bett stellen können. So ersparen Sie sich die umständlichen Gänge ins Bad.

Ein Pflegebett ist ebenfalls ein wertvolles Hilfsmittel. Mit elektronischen Knöpfen können Sie es nach oben und unten bewegen und außerdem das Kopf- und Fußteil verstellen, ohne sich körperlich verausgaben zu müssen. Um zu verhindern, dass Ihr dementer Angehöriger das Bett aus Versehen verstellt, lässt sich die elektronische Steuerung oft auch blockieren. Lagerungskissen können eine große Entlastung für den Betroffenen und die pflegenden Angehörigen sein.

Bärbels Tipp lautet: Sie können Hilfsmittel vom Sanitätshaus ausleihen – oder gegen Zuzahlung kaufen. Die Pflegekassen übernehmen auf Antrag einen Teil der Kosten.

Nehmen Sie Leistungen der Kasse in Anspruch

Sieglinde hat ihre demente Schwester Josefine betreut. Im Rückblick stellt sie fest: „Es ist schade, dass die Kasse vor allem bei körperlichen Erkrankungen unterstützt. Menschen mit Demenz sind bei den Pflegestufen nicht vorgesehen." Doch die Gesetzesgrundlage ändert sich gerade. Bei den Pflegekassen rücken mehr und mehr auch demente Patienten in den Vordergrund. Die Begutachtungskriterien in Deutschland werden von bisher drei Pflegestufen auf künftig fünf Pflegegrade erweitert, die auch Menschen mit Demenz einschließen.

> Haben Sie keine Scheu, Leistungen der Kasse in Anspruch zu nehmen.

Sieglinde gibt den Rat weiter: Informieren Sie sich über die aktuellen Entwicklungen bei der Pflegekasse. Scheuen Sie sich nicht, die Leistungen der Kasse in Anspruch zu nehmen. Immer mehr Menschen in unserer Gesellschaft werden dement. Zwei Drittel von ihnen werden zu Hause gepflegt und betreut. Zunehmend können von den Pflegekassen mehr Leistungen für den Bereich der häuslichen Pflege in Anspruch genommen werden.

Nehmen Sie Kurzzeitpflege in Anspruch

Emilie sagt: „Jetzt gehe ich in den Urlaub." Mit Urlaub meint Emilie aber nicht Mallorca oder Teneriffa. Nein, die alte Dame geht in die Kurzzeitpflege. Sogar mit Pflegestufe null haben Menschen mit Demenz jedes Jahr vier Wochen Anspruch auf Kurzzeitpflege. Diese vier Wochen können Sie nach eigenem Belieben aufteilen. So ist es zum Beispiel möglich, ein Heim auszuprobieren. Wenn Sie nicht zufrieden sind, können Sie das nächste Mal ein anderes Heim wählen. Diese vier Wochen sind eine wichtige Zeit für Angehörige, um den eigenen Akku aufladen zu können.

Emilies Angehörige raten: Ihren Anspruch auf Kurzzeitpflege sollten Sie auf jeden Fall ausschöpfen. Das ist eine gute Gelegenheit, um selbst aufzutanken.

Sorgen Sie für Helligkeit und richtige Farben

Die richtige Beleuchtung hilft dem dementen Menschen dabei, sich in seiner Umgebung zurechtzufinden. Ist der Raum zu hell, kann das nervös machen. Wenn es zu dunkel ist, kann er sich nicht richtig orientieren. Darum hat Josef, als seine Frau dement wurde, die Wohnung entsprechend renoviert. Er sagt: „Ich habe damals Wert darauf gelegt, dass die Wohnung gut ausgeleuchtet und farblich ideal gestaltet war." So konnte sich seine Frau in den eigenen vier Wänden noch lange zurechtfinden.

Welche Grundregeln sind bei der Farbwahl zu beachten? Beruhigend sind zum Beispiel warme Pastellfarben. Rote und gelbe Farbtöne sollen sogar das Langzeitgedächtnis anregen. Josefs Frau wurde im Winter immer nachmittags um fünf Uhr unruhig. Im Sommer verschob sich die Unruhe auf eine spätere Uhrzeit. Wie sich herausstellte, lag dies an der Dämmerung. Als Josef ihr Zimmer ockergelb strich und mit indirekten Lichtquellen beleuchtete, trat das Problem nie wieder auf.

Hilfreich ist es auch, wenn die Bodenbeläge auf einer Ebene identisch sind. Unterschiedliche Farben werden oft als Schwellen wahrgenommen und lösen Unsicherheit beim Gehen aus. Josefs Frau blieb immer stehen, wenn man sie vom Bett in die Küche begleitete. Das lag daran, dass der Boden im Schlafzimmer aus PVC bestand und in der Küche aus Fliesen. Daraufhin besorgte Josef weiteres PVC und deckte damit die Fliesen in der Küche ab. Fortan war der tägliche Weg in die Küche kein Problem mehr.

> **Hilfreich ist es, wenn die Bodenbeläge auf einer Ebene identisch sind.**

Wird der Eingangsbereich eher dunkler gehalten als der Rest des Raums, bremst dies den Drang des dementen Menschen, nach draußen zu laufen. Im Gespräch mit einem dementen Menschen hilft es, wenn Sie sich so hinsetzen, dass Sie gut beleuchtet sind. Dann kann Ihr Gesprächspartner Ihre Mimik gut erkennen und Ihre Lippenbewegungen genau beobachten.

Josef rät: Passen Sie die räumlichen Gegebenheiten an, damit sich Ihr Angehöriger wohlfühlt.

Nutzen Sie Angebote, um sich fortzubilden

Leni pflegt ihren dementen Ehemann. Sie sagt: „Auch wenn ich wenig Freizeit habe – ich will dazulernen. Gerade im Alter ist das ja wichtig, um selbst nicht so schnell dement zu werden." Darum hat Leni einen Kurs an der Volkshochschule belegt. Außerdem hört sie sich Vorträge über Demenz bei der Caritas an und nimmt an einer Angehörigengruppe bei der Arbeiterwohlfahrt (AWO) teil. Leni findet: „Das ist eine gute Abwechslung für mich. Und ich kann mich dadurch besser um meinen Mann kümmern."

In der Angehörigengruppe lernt Leni andere pflegende Angehörige kennen. Mit ihnen kann sie auf einer ganz anderen Ebene sprechen als mit Fachleuten von der Krankenkasse oder einem Sozialarbeiter. Denn sie weiß: Mit den anderen Angehörigen steht sie auf Augenhöhe. Die haben dieselben Probleme und Nöte wie sie.

Über die Deutsche-Alzheimer-Gesellschaft können Sie Kontakt zu verschiedenen Gruppen bekommen, etwa zu Angehörigen- und Selbsthilfegruppen. Dort finden Sie auch ehrenamtliche Helferkreise und ähnliche Entlastungangebote.

Leni empfiehlt: Nutzen Sie solche Angebote. Dadurch lernen Sie selbst dazu und Sie pflegen soziale Kontakte, die Ihnen weiterhelfen.

Geben Sie Ihre Erfahrungen weiter

Die wahren Experten sind immer die Betroffenen. Betroffene wie Hildegard. Hildegard hat Wege gefunden, um sich mit ihrem dementen Ehemann Karl zu arrangieren. Nach hundert missglückten Versuchen hat sie eine Möglichkeit entdeckt, wie Karl essen kann, ohne sich zu verschlucken.

Angehörige wie Hildegard sind Praktiker. Sie haben viele praktische Erfahrungen gesammelt, die bestimmt auch für andere hilfreich sind. Vielleicht haben Sie einen guten Weg gefunden, wie Sie dementen Menschen zeigen können, dass sie wertvoll sind. Sie sollten es nicht für sich behalten!

Die wahren Experten sind die Betroffenen.

Angehörige können der Gesellschaft einen wichtigen Dienst tun, wenn sie ihre Erfahrungen weitergeben. Andere Betroffene werden dankbar dafür sein. Das kann im Freundeskreis geschehen, innerhalb der Seniorenarbeit einer Kirchengemeinde oder in Angehörigengruppen freier oder kirchlicher Wohlfahrtsverbände – wie der Diakonie oder bei den Maltesern.

Hildegard leitet eine Angehörigengruppe. Aber es gibt noch viele weitere Möglichkeiten, die eigenen Erfahrungen weiterzugeben, damit andere davon profitieren können. Hildegard rät: Geben Sie Ihre Erfahrungen weiter.

Kolumne „Uli & die Demenz"

Meine Kolumne „Uli & die Demenz" finden Sie im Internet unter www.die-pflegebibel.de. Dort gibt es alle zwei Wochen einen neuen Text von mir. Kostenlos. Manchmal mit konkreten Tipps zum Umgang mit Demenz, dann wieder eher mit Gedanken zum Thema. Hier sind vier Kostproben.

Mit Humor geht alles besser

„Ich war schon überall in Deutschland. Sogar auf dem Eiffelturm", sagte Herr Baumann zu mir und verlegte damit das französische Wahrzeichen in die Bundesrepublik. Nach weiteren ähnlichen Aussprüchen habe ich angefangen, lustige Zitate aufzuschreiben. Wenn Sie wissen möchten, was ein „Gerät zum Anziehen" ist oder eine „essbare Platte", werden Sie in dieser Kolumne fündig.

„Ein Gerät zum Anziehen"
Jeder, der mit dementen Menschen zu tun hat, kennt sie. Die neuen Worte, die kreiert werden und den Alltag bereichern. Frau Huber spricht von der „essbaren Platte", wenn ihr der Begriff „Schnitzel" nicht mehr einfällt. Der Teller wird bei Frau Brinkmann zum „runden Ding" – und das Akkordeon bei Frau Krämer zum „Gerät zum Anziehen". Eigentlich logisch. So eine Ziehharmonika hat ja Schultergurte, in die man hineinschlüpft wie in ein Hemd.

Wertschätzender Humor
Wichtig finde ich, dass man nicht über demente Menschen lacht, sondern mit ihnen. Mit der Zeit wird einem bewusst, was der Betroffene

selber vielleicht nicht lustig finden würde. Ich frage mich daher immer: Wenn ich alt und dement wäre – würde ich es lustig finden, wenn jemand über diesen Spruch von mir lacht? Oder würde es mich verletzen? Ich denke, das ist eine gute Frage, um einem wertschätzenden Humor auf die Spur zu kommen.

„Ich habe mein Übergewicht verloren"

Schließen will ich diese Kolumne mit Frau Falk. Frau Falk zuckte zusammen, als plötzlich eine Altenpflegerin auftauchte. Dann verwechselte sie „das Gleichgewicht" mit „dem Übergewicht" und sagte: „Schwester. Sie haben mich so erschreckt. Da hätte ich fast mein Übergewicht verloren."

Daraufhin erwiderte die Schwester, die wohl mit ihrem eigenen Körpergewicht nicht ganz zufrieden war: „Wenn ich dadurch mein Übergewicht verliere, dürfen Sie mich gern auch einmal erschrecken."

Fünf Tipps bei herausforderndem Verhalten

Hilfe! Soeben hat Frau Frischsenf nach Herrn Maler geboxt. Herr Maler ruft: „Dir werd ichs zeigen!" Er tritt mit dem Fuß nach Frau Frischsenf. Ich versuche beide zu beruhigen. Aber schon knallt es – und ich bekomme eine Ohrfeige. Was nun? Mir helfen folgende grundlegende Herangehensweisen.

Erster Tipp: Nicht persönlich nehmen

Die Ohrfeige von Herrn Maler hat nicht mir gegolten. Er wollte seine Mitbewohnerin Frau Frischsenf schlagen. Oder seine Wut galt einem Menschen, mit dem er früher zu tun hatte. Oder er ärgerte sich über sich selbst. Jedenfalls muss ich herausforderndes Verhalten nicht persönlich nehmen.

Zweiter Tipp: Sich austauschen

Arbeitet man in einem Pflegeheim, hat man seine Kollegen. Ist man ehrenamtlich tätig, gibt es andere Ehrenamtliche. Als Angehöriger kann man eine Angehörigengruppe besuchen und Erfahrungen austauschen. Oder eine Bekannte anrufen. Oft sehe ich schon nach einem kurzen Gespräch die Situation gelassener.

Dritter Tipp: Die Biografie ins Spiel bringen

Möglicherweise erschließt sich durch die Biografie des dementen Menschen die eine oder andere Verhaltensweise. Beispiel: Welchen persönlichen Hintergrund hat Herr Maler? Was hat Frau Frischsenf früher gearbeitet? Wie sind die beiden mit Konflikten umgegangen? Und was hat ihnen geholfen, sich zu beruhigen? Was haben sie gern gemacht?

Vierter Tipp: Zeit haben

Ich sage mir: Ich muss kein bestimmtes Pensum erreichen, wenn ich mich mit dementen Menschen beschäftige. Ich will mir für sie Zeit nehmen, möchte für sie da sein. Wenn mal jemand nicht mitmachen will oder kann – bitte schön: Dann halte ich ihm nur die Hand. Dementen Menschen tut es gut, wenn man keine komplizierten Handlungen von ihnen erwartet, sondern in mehreren Schritten nacheinander vorgeht.

Fünfter Tipp: Beschäftigen

Demente Menschen beschäftigen sich gerne. Gemeinsam Wäsche zusammenlegen, Geschirr abspülen, Tücher sortieren. Auch das Vorlesen von Geschichten und Gebeten kann beruhigen.

Frau Bollmann war sehr umtriebig. Immer wieder erzählte sie mir von ihrem Hobby, der Gartenarbeit. Also habe ich für sie eine Geschichte geschrieben, in der es um Folgendes geht: Eine Frau sorgt sich um ihren Garten. Sie steckt viel Arbeit hinein und gönnt sich keine Ruhe. Ihr Enkel erinnert sie daran, dass Arbeit nicht alles ist – und dass sie sich auch mal ausruhen darf. Schließlich legt sich die Frau in einen Liegestuhl – mitten im Garten. Als ich diese Geschichte Frau Bollmann vorlas, hörte sie zu und lächelte. Danach blieb sie tatsächlich zufrieden sitzen. Die Geschichte heißt übrigens „Frau Krause macht Pause" – und ist in meinem gleichnamigen Buch zu finden.

Drei Tipps bei „Fassadenverhalten"

Ich stehe bei Aldi in der Schlange. Vor mir ein Mann. Seine Art sich zu bewegen kommt mir bekannt vor. Woher kenne ich ihn bloß? In diesem Moment dreht er sich zu mir. Er begrüßt mich: „Ah, der Uli. Hallo, wie geht's denn?"

„Ja, gut, danke", murmle ich verlegen. Leider habe ich keine Ahnung, wer der Mann ist. Peinlich! Ich will Zeit gewinnen: „Und wie geht's selbst?"

Er beginnt zu erzählen. Ich fange an, die Informationen zu scannen, die er mit anbietet. Fällt ein Stichwort, woher wir uns kennen?

Ich habe in diesem Moment versucht, eine Fassade aufrechtzuerhalten. Mein Gegenüber sollte nicht gleich merken, dass ich ihn nicht kenne. Aber – hätte er mir in diesem Moment einige ungeschickte Fragen gestellt, wäre ich blamiert gewesen. Meine Fassade hätte gebröckelt; womöglich wäre das ganze Haus eingestürzt.

Auch bei Menschen mit Demenz spricht man von „Fassadenverhalten": Nach außen sieht der Betroffene aus, als ob er alles im Griff hätte. Unterhält man sich mit ihm, bemerkt man schnell: Er kennt die Zusammenhänge nicht mehr. Er kann seinen eigenen Namen nicht sagen. Außerdem weiß er nicht, wer die anderen sind – und wo er sich befindet. Er baut eine Fassade auf, die er aufrechterhalten will. Dies ist nicht negativ zu bewerten. Es ist keine Lüge, sondern eine naheliegende Verhaltensweise. Wie kann ich diesem Menschen nun begegnen?

Drei konkrete Tipps

1. Tipp: Halten Sie das Gespräch am Laufen. Wiederholen Sie Teile seiner Aussagen. Stellen Sie einfache Fragen. Sagen Sie immer wieder mal „ja" und „ach so", „hmmm" oder „genau". Nicht um den anderen zu veräppeln, sondern um ihm das Gefühl zu geben, dass er einen Dialog mit Ihnen auf der Gefühlsebene führt.

2. Tipp: Achten Sie auf Ihre eigene Mimik. Schauen Sie Ihr Gegenüber freundlich an. Lächeln Sie. Schauen Sie ihm immer wieder einmal in die Augen.

3. Tipp: Gehen Sie nicht auf den Wahrheitsgehalt seiner Worte ein – sondern auf das Gefühl, das er zum Ausdruck bringt. Wenn Ihr 98-jähriger Opa fragt: „Wo ist denn meine Mutti?", antworten Sie nicht: „Die ist doch schon längst tot." Sagen Sie besser: „Erzähl mal von deiner Mutter."

Ach ja, wenn ich nächstes Mal jemanden bei Aldi treffe, den ich nicht kenne, frage ich lieber gleich: „Entschuldigung, woher kennen wir uns noch mal? Ich stehe gerade auf der Leitung." Ich glaube, das ist entspannter für alle Beteiligten.

Willkommenskultur für Menschen mit Demenz

Demente Menschen sind die Flüchtlinge aus unserer beschleunigten Gesellschaft. Pflegeheime sind die Flüchtlingslager für sie, denn Menschen mit Demenz finden keinen Platz mehr unter uns. Nur durch die Demenz können sich diese Menschen dem Leistungsdruck der Gesellschaft entziehen.

Diese sinngemäß wiedergegebenen Gedanken stammen von Prof. Dr. Reimer Gronemeyer. Er vertritt in seinem Buch „Das 4. Lebensalter" die These, Demenz sei keine (!) Krankheit. Und Markus Müller fragt in seiner „Lebensplanung für Fortgeschrittene", ob die Botschaft von Demenz an uns heute vielleicht heißen könnte: „Schaut, es gibt auch glückliches Menschsein ohne den ruinösen Wettbewerb. Entdeckt doch einmal, dass Zufriedenheit nicht von Leistung abhängig ist."

Willkommenskultur – aber wie?

Wenn Menschen mit Demenz Flüchtlinge sind, brauchen auch sie eine „Willkommenskultur". Wie kann eine Gesellschaft wieder lernen, Menschen mit Demenz in ihrer Mitte willkommen zu heißen?

Teil der Gesellschaft werden

Menschen aus Syrien oder dem Irak werden kein Teil unserer Gesellschaft, wenn sie bei uns hinter Mauern und Zäunen leben müssen. Peter Wißmann lehnt in „Nebelwelten" deshalb spezielle Dörfer für demente Menschen ab. Das gehört für ihn in die Rubrik „Abwege und Selbstbetrug in der Demenz-Szene". So schließe man die Betroffenen aus der Gesellschaft aus. Wünschenswert wäre aber, dass sie integriert werden. Menschen mit Demenz sollen nicht separiert werden, sondern sie gehören mitten in die Gesellschaft – zusammen mit Menschen ohne Demenz, so Wißmann.

Keine hohen Erwartungen

Ich besuche regelmäßig die Flüchtlinge in unserem Nachbardorf. Dabei habe ich festgestellt, dass sie keine hohen Erwartungen haben. Sie freuen sich, wenn jemand zu ihnen kommt und mit ihnen einen Kaffee trinkt. Sie fühlen sich verstanden, wenn ich auf Arabisch Danke sage – und im Gegenzug lernen sie fleißig Deutsch. Genauso freuen sich Menschen mit Demenz über Besuch. Menschen mit Demenz sind oft schon glücklich, wenn ihnen jemand die Hand hält, in die Augen schaut und sie anlächelt.

Einkaufsbummel mit einer dementen Frau

Als Angehöriger kann man etwa unterstützen, dass der demente Ehe-
partner Besuch bekommt. Warum nicht einmal mit der Nachbarin zu-
sammen einen Kaffee trinken? Es sollte normal sein, dass Menschen mit
Demenz in unserem Stadtbild vorkommen. Man kann auch mit ihnen
einkaufen gehen. Ich habe mich richtig gefreut, als ich neulich eine –
offensichtlich demente – Dame mit ihrer Tochter in der Stadt sah. Sie
haben zusammen eine Tasche gekauft. Dabei erzählte die alte Frau die
ganze Zeit von einer Tasche, die sie für die Schule braucht. Kann diese
Einfachheit nicht auch eine Bereicherung für unsere Gesellschaft sein?

Menschen mit Demenz willkommen

Ich wünsche mir, dass Menschen mit Demenz in unserer Gesellschaft
willkommen geheißen werden. Vielleicht wird für sie nie jemand ein
Willkommensfest organisieren oder ein Schild in die Höhe halten, auf
dem steht: „Menschen mit Demenz sind willkommen." Aber man kann
ja mal klein anfangen und die demente Nachbarin besuchen.

Nützliche Adressen

Broschüren

Hilfreiche Broschüren zu verschiedenen Themen bei der Pflege dementer Menschen (Geld- und Sachleistungen) können Sie in Deutschland kostenlos anfordern beim Bundesministerium für Gesundheit. Hier einige Titel:

* Informationen für Demenzkranke und ihre Angehörigen.
  Wir stärken die Pflege: Pflegestärkungsgesetz I.
  Bestellnummer BMG-P-11006
* Das Pflegestärkungsgesetz I: Das Wichtigste im Überblick.
  Bestellnummer: BMG-P-11004
* Das Pflegestärkungsgesetz II: Das Wichtigste im Überblick.
  Bestellnummer: BMG-P-11017
* Ratgeber zur Pflege. Alles, was Sie zur Pflege und zum neuen Pflegestärkungsgesetz wissen müssen. Bestellnummer: BMG-P-07055
* Alle Leistungen zum Nachschlagen. Wir stärken die Pflege:
  Das Pflegestärkungsgesetz I. Bestellnummer: BMG-P11005

Bestellen können Sie diese Broschüren hier:
Publikationsversand der Bundesregierung
Postfach 48 10 09
18132 Rostock
E-Mail: publikationen@bundesregierung.de
Telefon: 030 / 18 272 2721   Fax: 030 / 18 10 272 272 1

Weitere Informationsangebote

* Der Pflegeleistungs-Helfer: www.pflegeleistungs-helfer.de
  Diese interaktive Anwendung zeigt, welche Pflegeleistungen Sie in Ihrer persönlichen Situation nutzen können und gibt auf der Inter-

netseite des Bundesgesundheitsministeriums Hilfestellung, wenn sich die Frage nach der Pflege Ihrer Angehörigen zum ersten Mal stellt.

• Auch das Bürgertelefon zur Pflegeversicherung bietet Ihnen erste Orientierung: 030 / 340 60 66-02

• Wer in der Schweiz lebt, ist gut beraten mit der Internetseite der Schweizer Alzheimervereinigung: www.alz.ch
Die Seite ist sehr informativ und aktuell. Da in der Schweiz vieles von Kanton zu Kanton unterschiedlich geregelt ist, können Sie dort auch den eigenen Kanton anwählen. Sie bekommen dort gratis Broschüren und Demenzwegweiser.

Auch mich können Sie zu Seminaren oder Vorträgen einladen. Zum Beispiel zu Themen wie diesen:

• Wie läuft eine Demenz ab? Und wie geht man in den jeweiligen Phasen mit dem Betroffenen um?

• Hoffnungsvoller Umgang mit Demenz.

• Wie kann ich Menschen mit Demenz die gute Nachricht, das Evangelium, weitergeben?

• Wie achte ich auf mich selber? Selbstpflege und Achtsamkeit

In Zusammenarbeit mit dem Buchhandel und/oder Ihrer Kirchengemeinde können Sie mich gern anfragen. Beziehen Sie auch die lokalen Allianzen für Demenz und das Seniorenbüro der Stadt ein. Sie können mich über Facebook, Twitter, Xing oder Skype kontaktieren. Außerdem erreichen Sie mich über den Brunnen-Verlag oder über die Homepage: www.die-pflegebibel.de

Alle zwei Wochen erscheint von mir die Kolumne „Uli & die Demenz" auf der Seite www.die-pflegebibel.de. Dort erhalten Sie regelmäßig aktuelle Tipps zum Umgang mit Demenz. Einen Überblick über alle Kolumnen finden Sie hier: http://www.die-pflegebibel.de/?s=uli+demenz

Literaturverzeichnis

Erwähnte Bücher

Cloud, Henry. Charakter gefragt. Sechs unverzichtbare Eigenschaften für Menschen in Verantwortung. Brunnen.

De Klerk-Rubin, Vicki. Mit dementen Menschen richtig umgehen. Validation für Angehörige. Reinhardt.

Duden, Band 11. Redewendungen und sprichwörtliche Redensarten. Dudenverlag.

Evangelisches Gesangbuch. EKD.

Feil, Naomi u. De Klerk-Rubin, Vicki. Validation. Ein Weg zum Verständnis verwirrter alter Menschen. Reinhardt.

Fercher, Petra u. Sramek, Gunvor. Brücken in die Welt der Demenz. Validation im Alltag. Reinhardt.

Geisselhardt, Roland R., Hofmann, Christiane und Bürger, Manuela. Gedächtnistraining. Taschen Guide. Haufe.

Gotteslob. Katholisches Gebet- und Gesangbuch. Herder.

Gronemeyer, Reimer. Das vierte Lebensalter. Demenz ist keine Krankheit. Pattloch Droemer Knaur.

Leuthe, Friederike. Richtig sprechen mit dementen Menschen. Reinhardt.

Möller, Christian. Einführung in die Praktische Theologie. UTB.

Müller, Markus. Lebensplanung für Fortgeschrittene. Wie wir älter werden wollen. SCM.

Scazzero, Peter. Glaubensriesen, Seelenzwerge. Geistliches Wachstum und emotionale Reife. Brunnen.

Strätling, Ulrike. Und plötzlich hieß ich Martha. Zehn Jahre mit meiner demenzkranken Mutter. Brunnen.

Strätling, Ulrike. So ein schöner Tag. Geschichten zum Vorlesen für Menschen mit Demenz (und div. weitere Titel). Brunnen.

van Vilet, Elma. Mama, erzähl mal: Das Erinnerungsalbum deines Lebens (und div. weitere Titel wie „Oma, erzähl mal", „Opa, erzähl mal" oder „Papa, erzähl mal". Droemer Knaur.

Wiegele, Britta u. Poulaki, Sophia. Hilfe, ich werde vergesslich. Was Sie für Ihr Gedächtnis tun können und wie man Demenz erkennt. Reinhardt.

Wißmann, Peter. Nebelwelten. Abwege und Selbstbetrug in der Demenz-Szene. Mabuse.

Zeller, Uli. Frau Janzen geht tanzen: Fröhliche Geschichten zum Vorlesen für Menschen mit Demenz. Brunnen.

Zeller, Uli. Frau Krause macht Pause: Andachten zum Vorlesen für Menschen mit Demenz. Brunnen.

Erwähnte Seiten im Internet

Alzheimer Forschung Initiative e.V.: www.alzheimer-forschung.de

Alzheimer Gesellschaft Baden-Württemberg, Infoportal Demenz: www.alzheimer-bw.de

Bundesministerium für Familie, Senioren, Frauen und Jugend: www.wegweiser-demenz.de

Bundesministerium für Gesundheit: www.pflegeleistungs-helfer.de

Deutsche Alzheimer Gesellschaft, Selbsthilfe Demenz: www.deutsche-alzheimer.de

Die Pflegebibel: www.die-pflegebibel.de

Gronemeyer, Reimer über demente Menschen als Flüchtlinge unserer Gesellschaft: www.buhl-coaching.de/author/2015/12/06/demenz-ist-keine-krankheit-demenzkranke-sind-die-fluechtlinge-unserer-gesellschaft/

Möller, Christian. Internet-Examensreader Praktische Theologie. Heidelberg: www.uni-heidelberg.de/md/theo/fakultaet/seminare/pts/examensreader.pdf

Schweizerische Alzheimervereinigung: www.alz.ch

Uli & die Demenz: Kolumne im Internet. Alle zwei Wochen Tipps und
 Gedanken über (den Umgang mit) Demenz: www.die-pflegebibel.de/
 ?s=uli+demenz
Zollstock-Geschichte des Gelähmten: www.derkindergottesdienst.de/
 kleinkinder/dergelaehmte.htm

Erwähnte CDs
App, Bianca & Oberpfälzer Grenzgangmusik. Vom Morgen bis zum
 Abend. Mit volksmusikalischen Kirchen- und Glaubensliedern durch
 den Tag. Gerth Medien.
Auf dich vertrau ich. Gesänge aufgenommen in Taizé. Auvidis.
 Musicontact.
Lieder, die zu Herzen gehen. Ermutigende Gedanken und bekannte
 Lieder zusammengestellt von Kurt Scherer. Gerth Medien.
Nun danket alle Gott. 30 beliebte Gottesdienstlieder. 2 CDs.
 Gerth Medien.
Oppel, Irene. Kirchenlieder (Altenpflege), Doppel-CD. Vincentz-
 Network.
Scherer, Kurt. Unterwegs mit Jesus. Gedanken und Lieder zu einem
 zielorientierten Leben. Gerth Medien.
Vergiss nicht zu danken. Gerth Medien.

Uli Zeller

Frau Krause macht Pause

Andachten zum Vorlesen
für Menschen mit Demenz

176 Seiten, Taschenbuch
ISBN Buch 978-3-7655-4260-2
ISBN E-Book 978-3-7655-7406-1

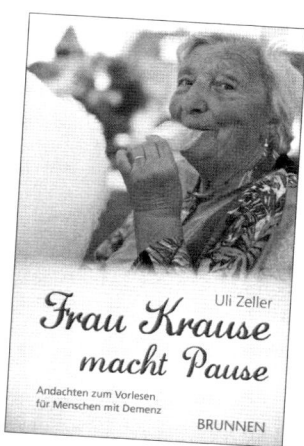

„Frau Krause macht Pause." Wortspiele und lustige Reime gehören zu Uli Zellers Andachten dazu. Menschen mit Demenz lieben das, so die Erfahrung des Autors. Er ist Seelsorger in einem Altenheim und hat alles in der Praxis erprobt. Seine Andachten sind kurz und lebendig, um die Zuhörer nicht zu überfordern. Meistens sind sie in eine kleine Geschichte verpackt. So erlebt er es immer wieder, dass aufgeregte Menschen ruhig werden und zuhören, sich an einst vertraute Bibelworte und Lieder erinnern.

Neben Andachten in verschiedener Form enthält das Buch auch praktische Tipps zum Vorlesen sowie Gebete zum Mitsprechen und Ergänzen.

LChoice App
kostenlos laden,
dann Code scannen
und ganz einfach
beim Buchhändler
Ihrer Wahl bestellen

BRUNNEN VERLAG GIESSEN
www.brunnen-verlag.de

Uli Zeller

Frau Janzen geht tanzen

*Fröhliche Geschichten zum Vorlesen
für Menschen mit Demenz*

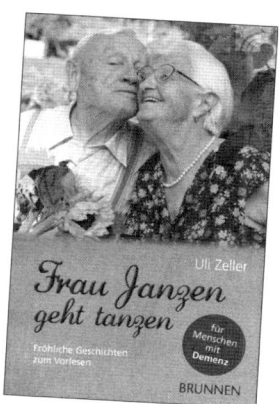

160 Seiten, Taschenbuch
ISBN Buch 978-3-7655-4290-9
ISBN E-Book 978-3-7655-7407-8

Uli Zeller ist ein begeisterter Geschichtenerzähler. Zugleich hat er durch seine Arbeit im Seniorenheim viel Erfahrung in der Begegnung mit Demenzpatienten. Seine Geschichten sind kurz und leicht verständlich. Sie greifen Situationen auf, die den Zuhörern vertraut sind. Es gibt Geburtstagsgeschichten, Jahreszeitengeschichten, Tiergeschichten, Redensarten und vieles mehr. Zwischendurch gibt es immer wieder etwas zum Raten, Ergänzen oder „Mitmachen". Am Anfang des Buches gibt der Autor Tipps, wie das Vorlesen besser ankommt.

Alles ist in der Praxis erprobt.

BRUNNEN VERLAG GIESSEN
www.brunnen-verlag.de

Ulrike Strätling

Als die Kaffeemühle streikte
Geschichten zum Vorlesen für Demenzkranke
ISBN Buch 978-3-7655-4123-0
ISBN E-Book 978-3-7655-7405-4
ISBN Hörbuch 978-3-7655-8739-9

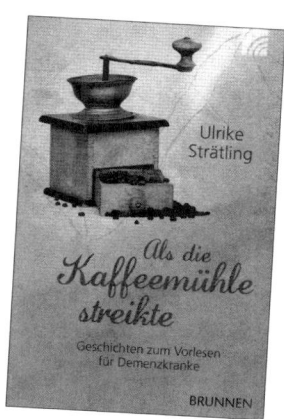

Omas Kuchen ist der beste
ISBN 978-3-7655-4155-1

So ein schöner Tag
ISBN 978-3-7655-4253-4

Das schönste Lebkuchenhaus
Weihnachtsgeschichten zum Vorlesen für Demenzkranke
ISBN 978-3-7655-4166-7

Heut machen wir ein Picknick
Wie-geht-was-Geschichten zum Vorlesen für Demenzkranke
ISBN 978-3-7655-4196-4

Ein Korb mit fünf Broten
Bibelgeschichten nacherzählt für Menschen mit Demenz
ISBN 978-3-7655-4285-5

BRUNNEN VERLAG GIESSEN
www.brunnen-verlag.de

Ulrike Strätling
Illustriert von Petra Ottkowski

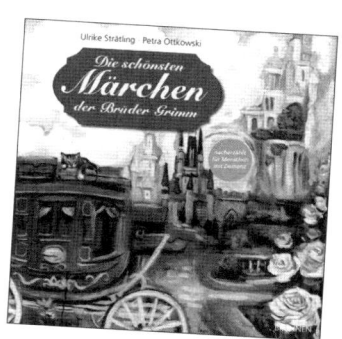

Die schönsten Märchen
der Brüder Grimm

nacherzählt für Menschen mit Demenz
48 Seiten, gebunden, vierfarbig
ISBN 978-3-7655-3103-3

Dornröschen, Frau Holle, Die Bremer Stadtmusikanten … Menschen mit Demenz lieben Märchen, weil sie diese oft noch aus ihrer Kindheit kennen. Ulrike Strätling erzählt 14 Märchen der Brüder Grimm nach – in einer kürzeren Fassung und mit einfachen Sätzen. Die Leipziger Künstlerin Petra Ottkowski hat die Geschichten wunderschön illustriert. Auf ihren Bildern gibt es beim Vorlesen eine Menge zu entdecken.

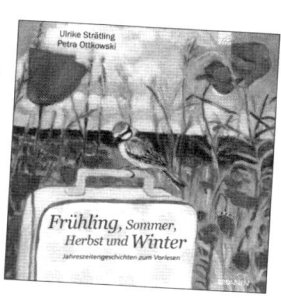

Frühling, Sommer, Herbst und Winter

Jahreszeitengeschichten zum Vorlesen
für Menschen mit Demenz
44 Seiten, gebunden, vierfarbig
ISBN 978-3-7655-1686-3

Ob Rasenschneiden, Pfannkuchenbacken oder Schneemannbauen – zu jeder Jahreszeit gibt es mehrere Geschichten in diesem Buch.

BRUNNEN VERLAG GIESSEN
www.brunnen-verlag.de

Hat Ihnen dieses Buch gefallen?
Erzählen Sie's uns auf www.brunnen-verlag.de
Ihre Meinung zählt!